Daniela Cortolezis

Über die Lust am Urlaub im Garten

Weil Garten glücklich macht

1. Auflage November 2019

Herausgeber: Daniela Cortolezis,
Rosenhang 26, A-8010 Graz

Lektorat & Buchsatz: Petra Schmidt, www.lektorat-ps.com
Bilder: Daniela Cortolezis
Covergestaltung: Candidus Maximilian Cortolezis
Verlag & Druck: epubli – ein Unternehmen der
Neopubli GmbH, Köpenicker Str. 154a, 10997 Berlin

Bibliografische Information der Deutschen Nationalbibliothek: Die Deutsche Nationalbibliothek verzeichnet diese Publikation in der Deutschen Nationalbibliografie; detaillierte bibliografische Daten sind im Internet über dnb.d-nb.de abrufbar.

Die größte Gefahr eines Urlaubs zuhause ist es,
dass man das macht, was man sonst auch
immer macht. Aber es geht auch anders.
Ein Roadmovie am Rande des Wahnsinns,
mit Kurs auf die schönste Urlaubsdestination
der Welt und dem großen Glück
zwischen Liegestuhl und Rosenschere.

Für

Candidus, Sebastian, Vilja, Julia, Georg,
Nikolaus, Giulia, Candidus Maximilian, Leander,
Filippo, Livia, Anna, Charlotte, Helena.

Inhalt

Endlich Urlaub – Das ewige Dilemma

„Ach, hätt' ich doch …
Ach, wär' ich doch …
Ach, könnt' ich doch …"

Urlaubszeit ist die schönste Zeit, doch wer vom Gartenvirus infiziert ist, kennt das jährliche Dilemma nur allzu gut. Jedes Jahr das gleiche Spiel, das gleiche Drama:

Endlich Urlaub. Die Familie ist aus dem Häuschen. Schon Tage vor der Abreise spielen sich chaotische Szenen ab. Wer was wie wo wohin mitnimmt und wann es losgeht, um ein Maximum an Urlaub zu erleben. Bis es dann so weit ist und das Auto von oben bis unten mit Koffern, Taschen, Plastiktüten beladen wird. Bis der Reiseproviant verstaut ist, Reinigungstücher griffbereit liegen, Fahrräder auf dem Dach montiert sind und der letzte Zentimeter Freiraum mit Plüsch und Plastiktieren vollgestopft wird, sodass jegliche Beinfreiheit erst wieder bei der ersten Pause auf der Autobahn möglich sein wird. Die Kinder werden festgezurrt und quengeln sich ein. Der Fahrer programmiert das Navigationsgerät, rauft sich die Haare, dirigiert die Beladung seines

Boliden, beginnt zu toben und zweifelt ernsthaft am Verstand seiner Lieben ob dieser angespülten Flut an Gegenständen, auf die niemand im Urlaub verzichten kann. Alle stimmen sich wie gewohnt auf die schönste Zeit des Jahres ein.

Alle, bis auf eine: die Gärtnerin, die Mutter, die Gebeutelte. Sie steht fassungslos vor der Tür, dreht sich noch ein letztes Mal um zu ihrem Garten und wischt sich verstohlen eine salzige Träne von ihrer Wange. Endlich Urlaub, endlich verreisen, das ist schön. Sehr schön. Doch wer kümmert sich jetzt um den Garten?

Und sie beginnt zu träumen.

Von einem alternativen Urlaub zuhause, im eigenen Garten. Wie herrlich es wäre, einmal nur Gartenzeit in vollen Zügen zu genießen, sich nur um ihn und seine Bedürfnisse zu kümmern. Und um sich selbst. Eine Auszeit vom stressigen Alltag mitten im Grünen zu nehmen, in aller Ruhe die neuen Romane zu lesen und vielleicht sogar wieder einmal kreativ zu sein.

Wie schön wäre es, jeden Morgen barfuß und noch im Nachthemd mit einer Tasse köstlich duftenden Kaffees durch die taufrische Wiese zu flanieren und nach den Rosen zu sehen. Die Zeitung aus dem Postkasten zu angeln und es sich damit unter dem Apfelbaum gemütlich zu machen. Genüsslich die Nachrichten zu lesen und danach den ersten Rundgang durch den Garten zu machen, um die Blumen zu gießen. Die Yogamatte im Schatten auszurollen und mitten in der Natur die Sonne zu grüßen. Das wäre schön, sehr schön!

Und ich träume noch eine Sekunde vor mich hin ..., denn die Gärtnerin vor der Garage, das bin ja ich!

Eine Sklavin meines Gartens. Kein Wunder also, dass die Freude zu verreisen, durch die Sorge um den Garten jedes Mal kurz vor der Abreise einen erheblichen Dämpfer bekommt. Je nach Temperament und Gemütszustand der Gärtnerin mitunter in Hysterie ausarten kann. Dabei könnte alles so schön sein.

Wenn Sommertage endlos werden, sich wie ein Ausflug auf die Alm anfühlen oder wie ein erfrischendes Waldbad, das tief durchatmen lässt und der Blick an Margeriten und Mohnblumen magisch hängen bleibt. Wenn ein Hauch von Freiheit um die Nase weht und alles, was im Alltag drückend schwer ist, plötzlich wieder einfach wird. Dann sind das Tage wie diese, die leider viel zu schnell vergehen und die ich mir das ganze Jahr über wünschen würde.

Geht aber nicht, deswegen bin ich ja auch etwas kleinlich, wenn es darum geht, ausgerechnet dann zu verreisen, wenn es gerade am schönsten ist.

Doch jetzt – beinahe erwache ich aus meinem Tagtraum – naht gnadenlos der Urlaub.

Es ist wieder an der Zeit, das Gartentor hinter sich zu schließen, sich ein paar Tage Ruhe zu gönnen und wie jedes Jahr zu verreisen, denn, so Kurt Tucholsky, Reisen ist die Sehnsucht nach Leben.

Von der Sehnsucht nach Garten war allerdings nicht die Rede. Nicht, dass hier der Eindruck entsteht, als Gärtnerin wolle man nie mehr verreisen. Ganz im Gegenteil, die kostbare Ferienzeit wollen wir doch alle so sinnvoll wie möglich nutzen. Dabei schwebt den meisten von uns eine entspannte Auszeit vor. Anregend und aufregend zugleich wollen wir die Tage verbringen, neue Kräfte sammeln und zur Ruhe kommen. Wir träumen davon, endlich genügend Zeit für uns selbst zu finden, um unsere Batterien wieder aufzufüllen. Andererseits wollen wir aktiv sein, um uns zu spüren, uns lebendig zu fühlen. So wie wir uns im Garten bewegen. Tatkräftig und unermüdlich. Wir wollen alles, und das gleichzeitig. Nur eines wollen wir nicht, unseren Garten vernachlässigen.

Egal, wie ich es drehe und wende, aber als passionierte Gärtnerin bekenne ich Farbe und gestehe, dass ich im Sommer am liebsten daheimbleibe. Am liebsten in meinem Garten urlaube, und das nicht nur, um ihn zu genießen. Allein schon der Gedanke, ausgerechnet zur Zeit der Hochblüte auf Reisen zu gehen, macht mich so nervös, dass ich gleich schlechte Laune bekomme.

Ich schrecke kurz auf und frage mich, warum die Hortensien ausgerechnet jetzt, unmittelbar vor der Abreise, so schön blühen wie noch nie, warum es ausgerechnet heute so heiß sein muss, sodass es nicht lange dauern wird, bis der Garten einer Asphaltwüste unter sengender Hitze gleicht, und warum ich heute verreisen muss …

Wer um Himmels willen soll bloß den Garten während meiner Abwesenheit gießen?

Tatsächlich kenne ich kaum jemanden, der völlig sorglos und entspannt verreist und seinen Garten sich selbst überlässt, ganz ohne schlechtes Gewissen.

Selbst wenn es im Hintergrund hilfreiche Familienmitglieder oder eine liebe Gartenfreundin gibt, die ihr Bestes zu geben bereit sind.

Doch auch dann ist es nicht immer ganz so einfach, den Garten zu übergeben. Zumeist jedenfalls nicht, ohne zuvor eine ausführliche Liste für die temporäre Gartenbetreuung erstellt zu haben. Nicht ohne die arme Haut einer treuen Seele mit den Worten: „die Rosen haben es gern, wenn du …“ und Ähnlichem zu quälen und manchmal sogar zu desavouieren, denn was eine echte Gartenfreundin ist, die weiß

Bescheid. Sowohl um die Pflanzen als auch um die Gemütslage der Gärtnerin.

Aber das Gärtnerinnenherz weiß ja nie. Will gerüstet sein und es nicht zum Äußersten kommen lassen, denn es darf nur ja nichts vergessen werden, kommt die Gartenhilfe doch nur alle paar Tage vorbei, um nach dem Rechten zu sehen. Was, will man nicht kleinlich sein, reichen sollte. Und so wäre jetzt ein idealer Moment, um etwas zu entspannen.

Doch ob ich will oder nicht, ein paar bange Überlegungen bleiben hartnäckig bestehen. Sie würzen den ohnehin schon deftigen gärtnerischen Betreuungsschlamassel noch mit einer extra Portion Sorge und Panik vor den Urgewalten. Denn vielleicht droht ausgerechnet während des Urlaubs eine dem Garten wenig bekömmliche Hitzeperiode. Hoch Alf, Mechtild oder Xaver sind ja mittlerweile unberechenbarer denn je. Auch mit Gewittern und Wirbelstürmen um Windstärke zehn muss jederzeit gerechnet werden. Alles andere wäre blauäugig. So ein Hurrikan könnte ja überraschend einsetzen, über das Land hinwegfegen, den Garten verwüsten und alles zerstören. Derart zügellos, wie sich die Natur gebärdet, läuft solch ein Kleinod ohne Hilfe der Gärtnerin womöglich komplett aus dem Ruder. Die Sorge um den der Naturgewalten hilflos ausgelieferten Garten gräbt sich tief bis ins Herz hinein. Die Gärtnerin droht, in Gewissensbissen unterzugehen. Tausend Horrorszenarien, düstere Prognosen und wenig rosige Aussichten, die einem zur Urlaubszeit durch den Kopf rasen und immer mit der gleichen Frage enden: „Ach, wäre ich doch ..."

Doch jetzt ist es zu spät, die Familie blickt vorwurfsvoll aus den offenen Fenstern hervor und brummt das obligate Abreisemantra: „Mama ist wie immer die Letzte ..." Aber manchmal geht es zum einen Ohr rein und zum anderen wieder raus.

Jedes Jahr also das gleiche Theater. Ich sehe mich schon wieder ausgerechnet zur gärtnerischen Prime-Time in der brütenden Hitze schmoren und am überfüllten und nach Sonnenmilch statt nach Rosen duftenden Strand liegen. Laufe mir die Füße in der großen, fremden Stadt platt oder quäle mich in der Einöde durch den lieben, langen Tag. Weil ich im Urlaub natürlich auch gern andere Länder sehen möchte, Städte auf eigene Faust erkunden und einfach einmal nichts tun will. So ist sie nun einmal, meine innere Ferienuhr und Urlaubsprogrammierung, die mich letztendlich Jahr für Jahr wieder auf Reisen schickt. Was ich liebe, doch eben immer mit einem kleinen, bitteren Beigeschmack. Ich muss den Garten ganz alleine lassen, obwohl ich tendenziell eher zu Gedanken wie „nicht ohne meinen Garten" neige.

Interessanterweise fühlt es sich, selbst wenn die geplante Reise auch nur für ein paar Tage in die Ferne führt – glauben Sie mir, die Nähe ist keine wirkliche Alternative –, dadurch keineswegs besser an. Der schale Geschmack, den Garten im Stich zu lassen, klebt wie Kaugummi an mir.

Vielleicht mag es Sie nun überraschen, aber die Schwermut dürfte ziemlich einseitig sein. Denn auch wenn ich mich für die Dauer eines Urlaubes nur sehr schwer von meinem Garten trenne, habe ich ihn doch auch manchmal insgeheim in Verdacht, ihn störe das gar nicht weiter. Er zieht sein Programm durch, mit und ohne Gärtnerin, und scheint sich nicht im Geringsten um meine Pläne zu kümmern. Mein Garten blüht, wann und wie er will, und immer, ohne sich vorher mit mir abzustimmen. Wäre ich eine Schwarzmalerin, würde ich ziemlich sicher vermuten, der Garten wartet nur darauf, bis ich endlich aus dem Blickfeld verschwunden bin, um in die Vollen zu gehen. Um zu wuchern, wild zu wachsen, neuen Ankömmlingen wie den jährlich wiederkehrenden Invasiven wie Feinstrahl und Konsorten Gartentor und Tür sperrangelweit zu öffnen. Als sehne sich der Garten auch nach ein paar ruhigen Urlaubstagen, unbeschwert und frei von seiner Helikoptergärtnerin. Der jedes Mal beim Abschied das Herz bricht und die bei der Vorstellung, die schönsten Blüten der Saison womöglich zu verpassen, bitterlich weinen muss.

Genau genommen ist das natürlich Unsinn, denn selbst wenn man vor Ort weilt, verblühen manche der Schönen direkt vor unseren Augen. Sie sollten einmal meine weiße Sternmagnolie sehen. Jung, weiß wie Schnee und adrett in ihrer Blütenform, erblüht sie gefühlt so schnell, wie ein ICE an Ihnen vorbeirauscht. Kaum zeigt sich ein Blütensternchen, liegt dieses kurz darauf welk und schlapp am Boden. Gesetzt den Fall, ich bin zuhause, aber nicht zur rechten Zeit am rechten Ort, laufe ich auch hier Gefahr, alles zu verpassen, denn die kleinen Sternchen legen große Allüren an den Tag und die Blüte ist tatsächlich nur von Mikrodauer. Genau hier liegt der Hase im Pfeffer. Denn dieses Szenario hält mir brutal vor Augen, wie vergänglich alles ist, wie schnell die schönste Zeit im Garten vorübergeht. Jetzt kann man sich sicher vorstellen, was erst los ist, wenn ich dem Garten den Rücken kehre.

Mit einem auffordernden „Können wir jetzt endlich starten?“ werde ich aus meinen Gedanken gerissen, klettere über die Berge an Urlaubslektüre zu meinen Füßen auf den Beifahrersitz und die Reise geht los. Mit vielen Büchern, denn die will ich alle unter dem Sonnenschirm, wenn schon nicht im Garten, so doch am weißen Meeresstrand lesen. Um dort womöglich darauf zu kommen, dass das Dolce Vita ganz woanders wohnt …

La Dolce Vita – Urlaub im eigenen Garten

Schöne Tage im eigenen Garten – welch köstliche Idee. Mit einem alternativen Urlaubsprogramm, das sich ohne viel Vorlauf starten lässt. Kein Kofferpacken, keine hektischen Einkäufe in letzter Sekunde und keine hysterische Jagd auf verschwundene Reisepässe. Von einer strapaziösen Anreise ganz zu schweigen. Dafür ein Urlaub mit den schönen Dingen des Lebens, Kreativität und viel Flow. Was ließe sich nicht alles anstellen im heimatlichen Grün!

Und schon bin ich gefangen von dem Gedanken, wie schön es wäre, in meinem wilden Sommergarten zu bleiben und einen kreativen Heimurlaub zu verbringen. Ein paar Tage nur Gartenvergnügen. Ich verreise an einen mir bereits bekannten Ort, bleibe zuhause in meiner grünen Oase und werde meinen Paradiesgarten nach Strich und Faden verwöhnen. An ihm zupfen und schneiden und natürlich viel gießen. Denn eine Helikoptergärtnerin, wie ich eine bin, hat immer alle Hände voll zu tun. Und wer weiß, vielleicht freut sich der Garten ja doch auch ein bisschen auf mich. So, wie ich es kaum erwarten kann, den ganzen Tag mit ihm zu verbringen. Am Ende des

Tages wird er es mir garantiert mit zauberhafter Blüte und saftigem Grün danken. Und wenn nicht, dann kann ich ja noch immer ein wenig nachhelfen. Denn wir Gärtnerinnen sind nicht nur emsige Bienen, sondern auch ausgesprochen trickreich, wenn's drauf ankommt. Und es kommt immer wieder drauf an.

Solch ein Gartenurlaub ist jedenfalls eine prima Alternative zum Fernurlaub mit vorprogrammiertem schlechtem Gewissen. Stattdessen könnte ich in aller Ruhe endlich einmal ausprobieren, wie es wäre, im Garten zu malen. Mir ein kleines Atelier zu errichten und mich wie Monet in Giverny zu fühlen. Wenn auch ohne Seerosen, dafür aber mit zauberhaften Stockrosen und üppig blühenden Hortensien in tiefen Pink- und Blautönen im Blick. Mich mit meinen drei neuen Fotoobjektiven für meine Handykamera vertraut machen und damit zu experimentieren. Mit dem Ziel, mich auf die Spuren der Fotografin Inge Morath zu begeben und vielleicht eines Tages ein ähnlich geniales Foto wie das vom Lama, das mitten am Times Square in New York aus einem offenen Autofenster herauslugt. Von dem man auf den ersten Blick glauben könnte, es sei ein Schnappschuss, das jedoch das Resultat eines tagelangen Fotoshootings seitens der Fotografin ist. Ich würde mich jedoch eher in der Kleintierwelt umsehen und Motive wie Ameisen, Bienen oder Frösche in die engere Wahl ziehen. Schlangen weniger.

Großen Gefallen finde ich auch an der Vorstellung, täglich im Freien auf dem grünen Rasen, den ich extra dafür mähen würde, neue Asanas, wie die Yogaübungen in der Welt der Yoganistas heißen, zu üben. Um wieder in den Genuss des bereits erlebten Yoga-Flow zu kommen und meinen Körper auf sanfte, jedoch bestimmte Weise dazu zu bringen, mich täglich zu einer kräftigenden Einheit aufzufordern. Nachhaltig. Ich könnte meine Sprachkenntnisse wieder auffrischen und gleichzeitig ein paar Handgriffe im Garten erledigen. Einen neuen Anlauf nehmen, die vor Monaten begonnenen Morgen-Seiten zu schreiben, die den unruhigen Geist zähmen und alle atmosphärischen Störungen wie Blockaden für einen erfolgreichen Tag aus dem Weg räumen. Schreibend. Das wäre schön!

Und wenn mich der Garten braucht, bin ich praktischerweise schon vor Ort. Und könnte jederzeit gießen. Das wäre ein schöner Urlaub. So geht Urlaub im Garten.

Sinnvollerweise aber mit ein paar Einschränkungen und zu anderen Spielregeln als gewohnt. Die oberste Maxime lautet: Gartenurlaub, jedoch ohne den ganzen Tag Sachen zu machen, die man normalerweise im Alltag auch verrichtet. Kein Einkaufen, Putzen oder Kochen.

Mit Ausnahmen, versteht sich. Wie im Rahmen eines kreativen Kochprojektes. Oder

Schreibprojektes oder eben beides. So, wie meine Freundin S. ein Kochbuch für ihre Lieben geschrieben hat, in dem sie die heiß geliebten Familienrezepte gesammelt, zusammengestellt, liebevoll illustriert und daraus ein Kochbuch gemacht hat. Die Biogärtnerin und begeisterte Köchin, die mit ihren Hühnern, Schafen, Hund und Katz' und ihren Enkelkindern ganzjährig im Garten anzutreffen ist, holt sich alles aus dem eigenen Gemüsegarten und kocht entsprechend der Jahreszeiten. Ebenso sind die Rezepte saisonal, die sie unter einer Laube im Garten handschriftlich niedergeschrieben und die sie ihrer Familie in gebundener Form gewidmet hat.

Zählte ich zu den Glücklichen, die eine Outdoor-Küche im Garten stehen haben, wäre dies durchaus ein Grund, mich mit Genuss hinter den Herd zu stellen. Beim Kochen unter freiem Himmel in der eigenen Gartenküche zu stehen, wäre eine ganz besondere Erfahrung. Wachsen doch in manchen Gärten den Köchinnen die frischen Zutaten aus eigenem biologisch liebevollem Anbau direkt in den Kochtopf.

An solch magischen Gartenplätzen fühle ich mich wie im siebten Himmel. Träume von langen Nächten an endlos langen, weiß gedeckten Tafeln, die sich unter fruchtigen Köstlichkeiten frisch aus dem Garten biegen. Dort, wo die Musik spielt, der Wein in Strömen fließt, die Grillen fröhlich zirpen und das Fest kein Ende nehmen will. La Dolce Vita!

„Hunger, Durst!“, schallt es lautstark von hinten in mein linkes Ohr und ich schrecke hoch. Heraus aus dem süßen, kulinarischen Festgelage, in dem ich gerade darüber sinniert habe, was Gärtnerinnen antreibt …

Gärtnerinnen urlauben lieber ungewöhnlich

Viele von uns Gärtnerinnen, die im täglichen Leben Lehrerinnen, Friseurinnen, Managerinnen, Mütter, Hausfrauen, Buchhändlerinnen, Business-Women und vieles mehr sind, würden wahrscheinlich so wie ich, und ohne mit der Wimper zu zucken, mit Vergnügen im Garten urlauben. Eine fast exotische Destination, die man bei der Urlaubsplanung oft gar nicht bedenkt. Geschweige denn, in Betracht zieht. Die jedoch eine attraktive wie überaus praktische Urlaubsalternative ist und die Lösung all unserer unermüdlichen Helikopterei wäre.

Doch nur allzu schnell kommen Gedanken auf, wie: Urlaub zuhause sei kein richtiger Urlaub, denn da trödle man ja nur herum und vergeude die so wertvolle, freie Zeit wieder nur für alltägliche Dinge. Daheim im Garten erlebe man keine Abenteuer und es mache einfach keinen Spaß allein zuhause, wenn alle anderen unterwegs seien und sich auswärts prächtig amüsierten. Und natürlich drängelt sich immer wieder das Killerargument in den Vordergrund, das drohend aufzeigt und mahnt, zuhause könne von Erholung keine Rede sein.

Wer kennt sie nicht, diese oder ähnliche Gedanken rund um einen Urlaub zuhause? Und doch macht mir allein schon die Idee, viel Zeit im Grünen zu verbringen, unbändige Lust auf kreative Tage im eigenen Garten, um

- gestalterisch tätig zu sein,
- mir in einem solchen Heimspiel von Urlaub ausgiebig Zeit für mich selbst zu nehmen,
- genüsslich wie entspannt und in aller Ruhe meinen Hobbies nachzugehen,
- meine Kreativität neu zu entdecken und
- mit dem Garten zu spielen.

Denn was ist ein Hobby, eine Leidenschaft anderes als ein wunderbares Spiel?

Ohne Wenn und Aber. Ohne Gegenwind von allen Seiten. Denn davon gibt es leider immer reichlich. Innere und äußere Blockaden, die uns wie der rosarote Panther hinter jedem Eck und Ende auflauern, um uns von unseren Ideen und Vorhaben abzuhalten. Denn der innere Schweinehund schläft scheinbar nie. Und so geht es vielen von uns ähnlich, wenn wir ihm Glauben schenken und uns von unseren Plänen abhalten lassen, weil wir befürchten,

- nicht kreativ genug zu sein,
- keine Zeit für Experimente zu haben,
- keine zündenden Ideen zu haben,

- jede Bemühung sei umsonst, wartet doch nach Ende des Urlaubs der normale Alltag und vorbei ist es mit der Kreativität,
- was andere sagen könnten, wenn wir uns plötzlich mit vollem Elan in ein neues Hobby stürzen,
- nicht konsequent genug zu sein, um unsere Pläne Gestalt annehmen zu lassen,
- viel zu egoistisch zu sein, wenn wir einmal ein paar Tage lang nur an uns selbst denken,
- zuerst Experte werden zu müssen, bevor wir einer Berufung nachgehen,
- es nicht wert zu sein, so viel Zeit für uns selbst abzuknapsen, um irgendeiner Idee nachzugehen,
- zu alt zu sein, um Neues zu wagen.

Doch muss man das Unmögliche versuchen, um das Mögliche zu erreichen, meinte schon Hermann Hesse. Als Autor, der sich zum Maler berufen fühlte, machte er aus seinem Garten ein Gemälde.

Seit dem Moment, in dem ich erfahren habe, dass er just Zinnien zu seinen Lieblingsblumen auserkoren hatte, war auch schon das Band zwischen Pflanze und Schriftsteller bei mir gedanklich geknüpft, abgelegt und archiviert. Seither ist bei mir das Bild des leidenschaftlichen Gärtners und seiner Zinnien auf ewig gespeichert. Hesse komponierte Farben und Formen miteinander, spielte mit

Kontrasten und pflasterte in seiner Funktion als Literaturkritiker mit Manuskripten und Büchern, die er täglich zugeschickt bekam, einen Weg in seinem Garten. Auch irgendwie kreativ!

> *„Können wir eine Pause machen, ich habe den Saft ausgeschüttet, alles klebt und ich muss mir die Hände waschen, jetzt, sofort …!“*

Was Hesse nicht gesagt hat, ist, dass es im Garten manches Mal ziemlich dreckig zugeht.

Zwischen Dreck und Seelenpflaster

Garten macht glücklich. Urlaub im Garten macht glücklich. Und doch darf man nicht erwarten, dass alles immer hübsch adrett ist. In der Gartenliteratur lese ich immer wieder von märchenhaften Schmetterlingsgärten, edlen Rosenbeeten, romantischen Gartenreisen, biologischem Gemüseanbau, Obstanbau wie im Schlaraffenland. Im Mittelpunkt adrette Gärtnerinnen mit schmucken Sonnenhütchen und peinlich sauberen Gartenhandschuhen, deren Anblick mir jedes Mal fast das Herz zerreißt bei der Vorstellung, dass sie in Kürze damit in der Erde wühlen werden. Die Protagonistinnen der Gartenliteratur.

Doch in Wahrheit geht's beim Gärtnern ganz anders zu und es wird überaus dreckig. Denn der Alltag ist für gewöhnlich schmutzig, schmierig und schmerzhaft und jede von uns weiß, wie es sich anfühlt, wenn

- man bis über beide Ohren im Dreck steckt,
- die Knochen zu knacken beginnen,
- die Fingernägel ständig dreckverkrustet sind,
- lehmige Schuhe den Hausflur säumen,

- Schwielen an den Händen nicht mehr verschwinden,
- stechende Rückenschmerzen zu unserem täglichen Begleiter werden,
- schmutzige Füße nicht mehr sauber werden, weil sich der Dreck in die Hornhaut gefressen hat,
- die Sonne die Nasen verbrennt, denn der verflixte Sonnenhut ist ja nie da, wenn man ihn braucht.

Ein klassischer Fall von Yin und Yang. Auf der einen Seite die glücklichen Gärtnerinnen, denen der Garten wohltuender Balsam für die Seele ist, und auf der anderen Seite die brutale Realität, die in der öffentlichen Meinung nur etwas für harte Kerle ist. Doch wie es scheint, hat uns die Werbung noch nicht entdeckt. Uns eiserne Garten-Ladies, die wir diesen Spannungsbogen lieben und die wir nonchalant zwischen beiden Extremen hin und her pendeln.

In diesem Grat, zwischen Mühsal und dem schönen Schein, liegen Kreativität und vor allem viel Vergnügen. Doch passen Sie gut auf sich auf, denn der Garten kann unbarmherzig zum Bermuda-Dreieck werden, das uns erst mit ein paar zauberhaften Knospen und betörend duftenden Rosen sirenenhaft einlullt und umgarnt. Um dann mit voller Wucht zuzuschlagen. Uns einfängt und gefügig macht. In die Höhle des Löwenzahns verschleppt. Und schon sind wir für immer und ewig gefangen.

„Nicht schon wieder Stau!“ Wütendes Gezeter seitens des Fahrers rettet mich knapp vor dem Untergang. Ich öffne die Augen, atme erleichtert auf, um möglichst schnell wieder an den schönsten Ort der Welt zurückzukehren, in eine illustre Runde. Selbst auf die Gefahr hin, mit Haut und Haaren unterzugehen, sodass am Ende nicht mehr als ein paar aufsteigende Luftblasen zu sehen sind, die es gerade noch bis an die Oberfläche schaffen.

Glückssucher

Prinz Charles und Kate Middleton tun es. Angela Merkel tut es, Ruth-Maria Kubitschek, Andrea Berg, Marianne Sägebrecht und Barbara Rütting tun es auch. Kurz gesagt, Sie sind in bester Gesellschaft. Wie Millionen andere Glückssucher auch, die ihre Freizeit am liebsten im Garten verbringen. In einer heilen Welt, in der Körper und Seele gleichermaßen zur Ruhe kommen. Aktiv wie passiv.

Solch ein Garten ist ein richtiger Tausendsassa, der uns das Leben rund ums Jahr versüßt. Wandlungsfähig wie ein Chamäleon, dient er uns als Familientreffpunkt, Fotolabor, Wellness-Oase, Schreibstube, Maleratelier, Yogastudio, Literatursalon, Fitnesszone und Partymeile. Ist immer für uns und unsere Lieben da und macht es möglich, Urlaub und Hobby vortrefflich miteinander zu verbinden. So gesehen wäre es nicht erstaunlich, wenn unsere Gärten als alternatives Urlaubsreiseziel immer mehr in Mode kämen.

Was ließe sich da nicht alles unternehmen! Vielleicht haben Sie auch schon das eine oder andere Mal gedanklich mit einem Kreativurlaub gespielt. Doch irgendetwas hat Sie letztendlich doch davon abgehalten. Wahrscheinlich so wie mich. Obwohl ich schon oft davon geträumt habe, nach Indien zu fliegen, um an einem Yoga-Retreat teilzunehmen. Der Aufwand war am Ende meist doch zu groß. Die Vorstellung, in überfüllten Malkursen immer wieder die gleichen Motive auf die Leinwand zu bringen, war nicht so reizvoll, dass ich mich ernsthaft um einen Platz in einem solchen Kurs bemüht hätte. Wenig attraktiv war auch die Aussicht, in Tanzklassen von überkandidelten Tanzlehrern abgekanzelt zu werden oder nicht den richtigen Geschmack des Maitre de Cuisine beim Creme-de-la-Creme-Kochkurs zu treffen.

Warum also nicht in Eigenregie etwas Neues wagen und einen Kreativurlaub im Garten ausprobieren? Dass wir Gärtnerinnen selbst die Frau sind, stellen wir tagtäglich unter Beweis. Zudem ist unser aller Lieblingsort wie geschaffen dafür, sich kreativ auszutoben.

Aber natürlich stellt sich trotz aller Begeisterung die Frage: Wie um alles in der Welt soll solch ein Urlaub zuhause funktionieren, ohne nicht sofort wieder im Hamsterrad der Alltäglichkeit zu landen? Die Aussicht darauf ist zugegebenermaßen wenig verlockend. Sehr verlockend hingegen ist, dass ich mit einem Minimum an Reisevorbereitungen auskommen würde. Was ein Maximum an Urlaub bedeutet. Kein Kofferpacken, keine langen Flugzeiten. Keine Nahrungsmittelunverträglichkeiten durch ungewohnte Speisen, keine bösen Überraschungen hinsichtlich Unterkunft und Infrastruktur vor Ort. Dafür rundum vertrautes Terrain, das nicht nur Gewohnheitstigern unter uns den Urlaub versüßt.

Der Urlaub beginnt von der ersten Sekunde an und die Vorteile einer solchen Reise sind nicht von der Hand zu weisen. Ich lasse sie mir genüsslich auf der Zunge zergehen.

„Was gluckert denn da so?“ – „Das ist mein Bauch, ich habe Hunger.“ – „Ja, gleich, in sieben Kilometern kommt die nächste offene Raststätte.“ – „Ich will aber sofort aussteigen“, tönt die Jugend trotzig durch die Reihen und ich hänge weiter meinen Gedanken nach, wie gut wir es mit unserem Garten getroffen haben.

Denn der hat das ganze Jahr über geöffnet. Selbst im Winter hat der Garten das gewisse Etwas. Vor allem für die Abenteurer unter uns, die großen Spaß an der kalten Jahreszeit haben. Wenn ich nur an die Anhänger der Iceman-Bewegung denke, bekomme ich schon Gänsehaut und alle Härchen am ganzen Körper stellen sich auf. Die eingeschworene Gruppe Wagemutiger und waghalsiger Kaltblüter stürzt sich freiwillig in eiskalte Fluten, um dort bis knapp vor dem Erfrieren zu verweilen. Man sagt, mit Genuss. Auch hier wäre Garten eine durchaus interessante Alternative zu Eisseminaren im Ausland. Ein kleines Bassin im Wintergarten und alle Icewomen können glücklich plantschen und den Kälteschock täglich zuhause, noch dazu outdoor erleben. Ohne zuvor langwierig Eiswürfel für die Badewanne produzieren zu müssen. Mit einer Extraportion Schnee wird ein Winterurlaub im Garten zum Wintermärchen, ein weißer Hochgenuss an Kälte und Frische. Sowohl für den ganzen Körper als auch für die Gehirnzellen. Selbst eher Sonnenanbeterin, bevorzuge ich für mich die kuscheligere Jahreszeit, brauche ich zumindest ein gewisses Quantum an Wärme, um in Urlaubsstimmung zu kommen.

„Mir ist schlecht, ich brauche eine Cola." – „Ist dir gar nicht, du tust ja bloß so." – „Halt an, ich muss raus!" Wie einfach wäre es, jetzt von meinem Schattenplätzchen unter dem Apfelbaum aufzuspringen und einen magenberuhigenden Tee für das arme Kind in der Küche zuzubereiten. Stattdessen krame ich im Seitenfach meiner Reisetasche auf der Suche nach entsprechenden Notfallpastillen.

Als Gartenurlauberin würde ich, anstatt die Reiseapotheke zu bestücken, um für alle Eventualitäten gerüstet zu sein, die Vorratskammer auffüllen. Statt Spritzen für den Langstreckenflug kühl zu lagern, würde ich den

Kühlschrank mit eiskalten Getränken bis oben hin vollstopfen. Essen ließe sich während des Urlaubs nach Lust und Laune telefonisch bestellen. Denn das macht nicht den geringsten Unterschied zu einem Urlaub außerhalb des Gartens.

Wie schön wäre es, müsste ich keine Koffer, Reisetaschen und flugtaugliches Handgepäck vorbereiten. Ein Traum von einem völlig entspannten Reisebeginn, da keine hektischen, weil in letzter Sekunde zu tätigenden Einkäufe wie Badetasche, Wanderrucksack und Mückenspray anfallen. Keine nervöse Suche nach verlegten Gepäckstücken oder Reisepässen und Adapter für Übersee. Denn einer vergisst ja immer etwas. Ich kenne ja meine Pappenheimer!

Der Koffer bleibt, wo er ist, unter dem Kleiderschrank. Denn auch den könnte ich getrost geschlossen lassen, denn ich werde garantiert keine Abendgarderobe für noble Dinner im Hotelrestaurant oder auf einem Traumschiff benötigen. Alles, was ich brauchen könnte, liegt jederzeit bereit. Kein „Ich glaube, ich habe etwas vergessen“. Das ist echter Luxus. Jedenfalls für alle diejenigen Spezialistinnen von Ihnen, für die Kofferpacken ein echtes Problem ist, so wie für mich.

Mit einem fordernden „Hast du mal Kleingeld für die Mautstation?“ endet abrupt der sich genial anfühlende Traum vom Reisen, ohne packen zu müssen. Mein ganz persönlicher Traum, an den ich nach Bereitstellung der eingeforderten Münzen versuche, blitzschnell wieder anzuknüpfen.

Fast hätte ich es vergessen, diese Reise gibt's praktisch zum Nulltarif! Wenn das kein Argument ist, das ich bei nächster Gelegenheit ins Spiel bringen sollte.

„Wo ist meine Angel, wer hat die eingepackt?", quengelt es jetzt vom Mittelsitz, sodass ich so schnell wie möglich versuche, wieder ins Reich der Träume abzutauchen, um dieser Antwort zu entgehen … Irgendwo muss doch ein Haken sein?

Womöglich in der Nachbarschaft, was ja kein Wunder wäre. Oft lebt man schon jahrelang Tür an Tür und kann nach dem Geratter des Rasenmähers von nebenan die Uhr stellen. Mein Nachbar mäht Woche für Woche so präzise wie ein Schweizer Uhrwerk seinen Rasen, dass ich kein solches Chronometer mehr am Handgelenk brauche. Jedenfalls am Freitag nicht. So kann ich mich entsprechend vorbereiten und bin gerüstet, noch bevor der beherzte Mäher Gas gibt. Denn sehne ich mich gerade nach einer ruhigen Minute, kann ich mit einem kleinen Trick jederzeit und in Sekundenschnelle abtauchen und die hyperaktive, da lärmende Umwelt einfach ausblenden. Mit guten Kopfhörern trotze ich kühl lächelnd dem Wirbel rund um mich herum und weiß um die Vorteile eines solchen überaus nützlichen Gerätes. Gleichzeitig habe ich meinen Konzertsaal immer bei mir. Und mein Sprachlabor, meine Anleitung für Fantasiereisen …

Vorsicht auch vor Anrufen aus der Firma, die die Urlaubsbalance empfindlich stören können. Einerseits mögen sie ja schmeicheln, signalisieren sie einem ja eine gewisse Form der Unersetzbarkeit. Und Hand aufs Herz: Wem gefällt der Gedanke nicht, unabkömmlich zu sein? Mit kleinen Ausnahmen. Denn steckt man gerade bis über beide Ohren in einem kreativen Flow, meditiert, befindet sich auf gedanklicher Abenteuerreise, grüßt die Sonne, setzt zum schwungvollen Pinselstrich an oder hämmert im kreativen Schreibrausch wie wild in die Tasten, ist man eins mit sich und der Welt. Dann läutet das Telefon.

Das sind die Unterbrechungen, die einen garantiert aus dem Urlaubsrhythmus bringen. Logischerweise jeden kreativen Flow abrupt stoppen und uns blitzschnell zurück in die Realität katapultieren. Da hilft nur eines: keine unerwünschten Ablenkungen zuzulassen und sich auch nicht durch das private Umfeld aus der Ruhe bringen zu lassen. Was nicht ganz einfach ist. Doch so leicht gebe ich nicht auf. Schon gar nicht die Vorstellung, doch noch irgendwann eine ganze Woche lang den Garten von früh bis abends zu genießen, ohne sonstige Verpflichtungen.

„Sind wir endlich da? Mir ist so langweilig!“, quengelt der Kleine und möchte auf der Stelle unterhalten werden. Wenn schon im unnachgiebigen Würgegriff der Gurte gefangen, will er wenigstens spielen. Ich zucke zusammen, tauche aus meiner Unterwelt auf und reiche ein kleines Spiel auf den Rücksitz. Ich schließe erneut die Augen, als plötzlich ein Hühnchen zu gackern beginnt, sodass es mir durch Mark und Bein fährt und ich die Spielzeugerfinder in diesem Moment am liebsten auf den Mond schießen würde, wenn ich könnte.

Mögen die Spiele beginnen

Natürlich würde ich jeden Morgen mit den Hühnern aufstehen, um den Gartentag so richtig auszukosten. Dabei habe ich so Vergnügliches im Sinn wie Malen, den Garten neugestalten, einen Bildband mit meinen Fotos aus dem Garten, von denen es mittlerweile schon tausende gibt, zusammenstellen. Ideen sind genug vorhanden und den Rest erledigt der Garten, der mir manchmal wie eine kreative Tankstelle vorkommt. Und am Ende des Tages könnte ich mir sagen: „Das habe ich mir schon immer gewünscht, das wollte ich schon immer einmal machen!“

Diese Anfahrt zur Hauptreisezeit mitten im Stau jedenfalls nicht. Und was ich nach Ankunft am Reiseziel sagen werde, steht noch in den Sternen. Doch die sind noch sehr weit entfernt. Mittlerweile trommelt der Regen wie wild aufs Autodach und es scheint, als ginge jeden Moment die Welt unter. Ich muss an den Schriftsteller Franz Hohler und seinen mir in Erinnerung gebliebenen Satz: „Immer nur Wüste,

Wüste, Wüste, nichts, das ihm die Wüste versüßte“ denken und wäre auf der Stelle bereit zu tauschen. Afrikanische Wüste gegen Blechkarawane.

Reise in den Paradiesgarten

Eine Alternative zum Gartenurlaub wäre für mich eine Reise nach Marokko. In den Garten ANIMA. Ein Garten wie eine schillernde Oase. Erdacht und geschaffen von André Heller, dem österreichischen Universalkünstler, der sich seinen Gartentraum in Marrakesch erfüllt und mitten in der Wüste einen Paradiesgarten angelegt hat. Der nicht müde wird zu wiederholen, dass die wahren Abenteuer sowieso nur im Kopf erlebt werden, denn, so Heller, sind sie nicht im Kopf, dann sind sie nirgendwo. Das mag etwas überkandidelt klingen und doch ist etwas Wahres dran. Denn, so Heller, alles das, woran man glaubt, beginnt zu existieren.

André Heller hat es schon zum zweiten Mal getan. Nachdem er in Gardone, direkt am Gardasee, eine grüne Oase geschaffen und dieser zur Hochblüte verholfen hatte, war das Projekt gelaufen. Jedoch ein Künstler wie Heller pflegt selten zu ruhen und so war sein nächster Plan, einen weiteren, noch kunstvolleren Garten anzulegen, nicht wirklich überraschend. Noch größer und prächtiger als der italienische sollte er werden, Hellers Handschrift sollte er tragen und zu seiner liebsten Spielwiese werden. Die Idee hatte ihn gepackt, ließ ihn weiterhin nicht mehr los, seine Liebe zu Marokko noch weniger. Und so war der Samen auf dem Weg zu einem grünen Gartenkunstwerk mit dem schönsten Blick der Welt auf das Atlasgebirge, wie Heller sagt, gesät. Der Paradiesgarten ANIMA war auf dem Weg, konnte realisiert werden.

Doch zuvor galt es, einen geeigneten Ort in entsprechender Dimension aufzutreiben, der für die Anlage eines solchen imaginierten Paradiesgartens geeignet wäre. Heller fand ca. dreißig Kilometer außerhalb von Marrakesch eine ehemalige, völlig brachliegende Rosenfarm, die sich über eine Fläche von annähernd vier Fußballfeldern erstreckt. Ein totes Stück Land, das durch Überdüngung völlig ausgedörrt war. Acht Hektar rote Erde, doch weit und breit kein einziges Pflänzchen, kein Halm, kein Leben. Wie eine Betonwüste in der Landschaft. Die Voraussetzungen, daraus eine blühende Oase entstehen zu lassen, waren alles andere als ideal.

Somit kein einfaches Unterfangen, auch nicht für den kreativsten und raffiniertesten Gärtner, und doch wollte André Heller seine eigenen Vorstellungen genau an diesem unwirtlichen und kargen Ort verwirklichen. Der Preis war in jeder Hinsicht hoch, doch wer einen Traum, seinen Lebenstraum verfolgt, der geht unbeirrt seinen Weg. Selbst wenn es Jahre dauern wird und nicht immer alles nach Plan läuft. Aber das tut es ja bekanntlich nie.

Seine Entwürfe im Kopf, engagiert Heller einen französischen Landschaftsarchitekten, der ihm unterstützend zur Seite stehen und seine Vorstellungen umsetzen sollte. Das Intermezzo des Franzosen war jedoch nur von kurzer Dauer. Die Meinungen gingen rasch auseinander, die Herren waren sich uneins und so wurde der Mann kurzfristig gefeuert und von einem spanischen Gartenarchitekten abgelöst. Diesmal passte die Chemie und so konnte das Abenteuer beginnen.

Sieben Jahre sollte es dauern, um drei der acht Hektar Land in einen blühenden Skulpturengarten zu verwandeln. Zehn Millionen Euro sollte die Realisierung dieses Weltgartens verschlingen, um dann 2016 offiziell eröffnet und dem interessierten Publikum zugänglich gemacht zu werden.

Heute ist der ehemalige Rosengarten wieder quicklebendig. Zu Beginn der Revitalisierung wurden die ersten Bäume über holprige Feldwege auf Lkws durchs Land gekarrt, alte und windschiefe Bäume mühsam, jedoch erfolgreich verpflanzt und Kakteen vor dem Untergang gerettet. Heute tummeln sich auf ANIMA Palmen, Zypressen, Bambus, riesige Kakteen, meterhohe Baumfarne, tausende Rosenstöcke, Bananenstauden, Feigenbäume, Strelitzien. Eine bunte und beeindruckende Mischung lokaler Größen.

Flora und Fauna können wieder aufatmen und beginnen, sich zu regenerieren. Kleintiere siedeln sich erneut an und viele der Frösche sind bereits zurückgekehrt.

Befreundete Künstler aus dem In- und Ausland haben sich engagiert gezeigt und Kunstwerke geschaffen, die im Garten aufgestellt wurden. Auch der Tierwelt wurde künstlerisch Respekt gezollt und dem geschundensten Tier Afrikas, dem Esel, ein Denkmal gesetzt. Unterwegs, zwischen Botanik, Wasserspielen, Architektur und Skulpturen, trifft man möglicherweise auch auf den „Denker von Rodin“, was durchaus Raum für freie Interpretationen zulässt. Geht es doch dabei vielleicht gar um zukünftige Projekte? Und passiert man dann die Arche Noah, ein Schiff als Kunstwerk, das den Namen „Hoffnung“ trägt, darf man ruhig der Frage nachhängen, ob sich dahinter eine Vision des Künstlers verbirgt.

Eine Gärtnerin packt aus

Ich habe meine eigenen Visionen. Nie hätte ich mir träumen lassen, dass der Garten eines Tages mein Leben auf den Kopf stellen und komplett verändern würde. Fast so, wie Heller die vertrocknete Rosenfarm in einen blühenden Paradiesgarten verwandelt hat.

Hätte ich vor fünf Jahren unter dem Christbaum schon geahnt, was mir einmal blühen würde, hätte ich es nicht für möglich gehalten, eines Tages als Gartenbloggerin wieder darunter hervorzukommen. Kein Märchen.

Dabei hat alles märchenhaft begonnen. Unter dem Weihnachtsbaum. Mit einem zauberhaften Päckchen von einer lieben Freundin. Beim genüsslichen Unboxing, von dem ich damals nicht im Entferntesten wusste, dass es überhaupt einen solchen Ausdruck für das Aufmachen von Paketen gibt, erspähte ich meinen zukünftigen Weggefährten, einen kleinen, putzigen Gartenzwerg.

Ein Zeichen oder ein Wink mit der Schaufel, endlich ernst zu machen mit meiner Idee, die tägliche Tour durch den Garten niederzuschreiben, um sie mit der ganzen Welt zu teilen. Wem das jetzt übertrieben erscheint, ist noch nicht vom

Gartenvirus infiziert. Meine fixe Idee, meiner Gartenpassion Ausdruck zu verleihen, war ehrlich gesagt nicht ganz frei von Hintergedanken. Gibt es doch tatsächlich Menschen in meinem Umfeld, die stur wie ein Muli davon überzeugt sind, Garten sei langweilig und mühsame Arbeit.

Noch unter dem Christbaum verkündete ich die frohe Botschaft, unverzüglich nach den Feiertagen einen Gartenblog zu starten. Mummy goes online. UnterZusicherungeinesblogüberlebensnotwendigen, da technischen Supports seitens der Jugend, ohne den das Projekt gar nicht erst in die Gänge gekommen wäre. Das Logo war kein Problem, lag es respektive lag er ja direkt vor mir. In der Box. Der Gartenzwerg und frisch gebackener Kompagnon meiner zukünftigen Gartenabenteuer.

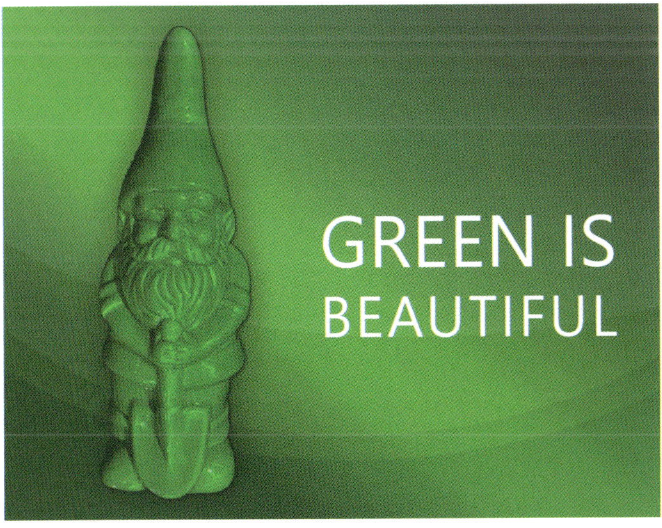

Die Namensfindung war rasch erledigt, schieden doch Horst und Dieter bereits im gedanklichen Vorfeld aus. Ein klein wenig Elegance konnte nicht schaden und so fiel am Ende des Heiligabends die Entscheidung auf Claude, Monsieur Claude, Garteninspektor.

Seit dieser schicksalhaften Nacht ist mein liebstes Spielzeug, der Garten, jetzt um mindestens eine Million Facetten reicher geworden, immer mit Blick durch die grüne Brille. Denn, so wusste bereits der französische Schriftsteller Alexandre Dumas, das Leben ist bezaubernd, man muss es nur durch die richtige Brille sehen.

Süchtig nach Garten

Seither ist der Garten mein bester Freund und macht mich rundum glücklich. Selbst dann, wenn Katastrophen über das scheinbar so gemächliche wie gemütliche Gärtnerinnendasein hereinbrechen und sich wie siedend heiße Lava darüber ergießen. Denn auch in dieser heilen Welt bleiben die Dramen nicht aus.

Seit dieser inspirierenden Entdeckung und bahnbrechenden Entscheidung, über die täglichen Erlebnisse im Garten zu schreiben, hat sich das Blatt für mich von Grund auf geändert. Nichts ist mehr, wie es war. Die Sinne sind gespitzt, die Aufmerksamkeit erregt. Seitdem ich aktiv gärtnere und darüber blogge, sehe ich die Natur viel aufmerksamer, entdecke unglaubliche Details selbst am dünnsten Grashalm. Bilder, für die ich früher nicht einmal einen Seitenblick übriggehabt hätte. Ich höre und sehe deutlich schärfer und intensiver. Spitze automatisch die Ohren und höre Eichhörnchen die Bäume hinaufschwurbeln, sehe in Gedanken einmotorige Flugzeuge an mir vorüberflitzen, wenn ein Bienenschwarm in meiner Nähe brummt. Wenn es so weitergeht, werde ich bald das Gras wachsen hören.

Ohne Handy gehe ich nur noch ungern aus dem Haus, könnte doch ein spannendes Motiv am Wegrand posieren und nur darauf warten, entdeckt und entsprechend in Szene gesetzt zu werden. Kurz, ich fotografiere wie wild durch den Garten, einfach, weil es so viel zu entdecken gibt.

So gondle ich seither zwischen Garten und Blog hin und her und verfolge gespannt den Kreislauf der Natur. Ein Gedanke, der mich begeistert und täglich fordert. Mittlerweile bin ich davon besessen, den Garten so gut es geht durch sich selbst zu speisen. Die verwendete Erde kommt nur noch vom Kompost, die Pflanzen dürfen sich in alle Himmelsrichtungen versämen, wie es ihnen gefällt. Unkraut habe ich gelernt aufzuessen, seit mir ein Biogärtner den nützlichen Tipp gab: „Eat it or leave it“. Was so viel bedeutet wie: „Iss es oder lass es stehen“. Den Ratschlag beherzige ich so gut ich kann und so weit meine Lieben mitspielen. Manchmal gelingt das Kunststück, mit etwas Fingerspitzengefühl und Überredungskunst ein paar wilde Kräuter im Essen zu versenken, ein andermal bleibe ich darauf sitzen. Dabei ist ein Brennnesselsüppchen etwas ganz Feines, ebenso, wie ein Giersch-Risotto nicht zu verachten ist. Aber Geschmäcker sind verschieden und das Kopfkino spielt dabei eine nicht ganz unwesentliche Rolle. Macht nichts, denn was ich nicht in der Küche anbringe, kann ich immer noch zu Sud verarbeiten und die wilden Kräuter so wieder in wertvollen

Dünger verwandeln. Jedes Pflänzchen hat seine Berechtigung und, ganz egal, ob einheimische, erwünschte oder invasive aus Übersee wie das Berufkraut und seine Kollegen, sie sind mir alle willkommen. Solange sie ein hübsches Bild abgeben, das mir gefällt, wuchern alle fröhlich vor sich hin. Ansonsten drehe ich ihnen einfach den Kragen um, was schon mal vorkommen kann. Wie zum Beispiel dem überaus lästigen, da äußerst anhaftenden Labkraut, das sich um alles schlängelt, als wäre es eine Boa Constrictor bei der Arbeit. Ohne zu differenzieren, ob es sich um Edelflieder oder Unkraut handelt. Da kenne ich auch einmal kein Pardon.

Als rechtschaffen verspielte Gärtnerin, die ich bin, experimentiere ich mit allem, was ich in die Finger bekomme. Um aus nachteiligen Situationen vielleicht doch kleine, lieber noch größere Erfolge zu machen. Fünf gerade sein zu lassen und in aller Ruhe, aber voll Spannung zu beobachten, was passiert. Ich teste, ob sich putzige orangefarbige Kletterrosen auch am schattigen Gartenzaun entlang ranken können, vertreibe Ameisen mit Zimt, pflanze Edelrosen in Kartoffeln und setze chinesischen Knoblauch im Kampf gegen Wühlmäuse ein. Ich grabe Erdwespennester aus, um sie zu untersuchen und habe diebisches Vergnügen daran, zu erleben, welche Blüten mein Bambus treibt. Wird es ihm gelingen, den gesamten Garten zu erobern oder kann ich ihn einbremsen? Mit und ohne Wurzelsperre ein mehr als gefährliches Abenteuer. Er oder ich, ist in diesem Fall die Frage. Und ich fühle mich nicht zum ersten Mal wie ein Dompteur.

„Mama, die lässt mich nicht mein Heft lesen!" – „Ruhe da hinten, seht ihr nicht, dass die Mama ruht?! Ruhe, sonst passiert was!"

Wem die Stunde schlägt

Wäre der Garten ein Computerspiel, in dem es darum geht, Abenteuer zu bestehen und bei Erfolg von einem Level zum nächst höheren zu klettern, wäre ich, seitdem ich über den Garten und die grüne Welt blogge, gut zwei Level weiter hinaufgerutscht. Leider gibt es bei diesem Spiel auch die hässliche Variante des totalen Absturzes. Und so war alles sehr schön, bis es eines Tages zur Katastrophe kam.

Als Gartenbloggerin habe ich mich in einem Dauermotivationsrausch befunden. Wenn sich Sucht steigern lässt, dann war das der Fall. Beides, Gärtnern und auch Bloggen über das schönste Hobby der Welt, hat mich immer mehr angestachelt und weiter angetrieben. Ich dachte mir, dass das noch besser gehe. Mehr Recherchen, mehr Berichte, originellere Fotos, spannendere Texte. Einfach mehr Mehrwert.

Ich konnte einfach nicht mehr aufhören, bildlich gesprochen, versteht sich. Garten und Blog verschmolzen zu einer unauflöslichen Einheit, in der ich gefangen und beflügelt zugleich war. Ich erkannte zum ersten Mal, wie sich der Garten und das Schreiben über meinen grünen Freund gegenseitig beeinflusst und inspiriert haben. Immer schneller wollte ich meine Leserinnen mit Informationen füttern, um ihnen das Leben im und mit dem Garten noch schöner und aufregender aufzuzeigen. Immer steiler ging's bergauf mit den eigenen Ansprüchen. Langeweile kannte ich nur vom Hörensagen und aus der Literatur.

Doch wie jede Hochschaubahn irgendwann den Gipfel erreicht, um dann mit vollem Karacho talwärts zu donnern, ging es auch bei mir von einer Sekunde auf die andere steil und in rasender Geschwindigkeit bergab: ein falscher Klick! Aus und vorbei. Der Bildschirm blieb leer, Page not found. Der Blog war verschwunden. Ich hatte versehentlich den falschen Knopf gedrückt und meinen Blog ins Nirvana geschossen. Perdue!

Der Schock war unfassbar, tat körperlich weh und raubte mir im ersten Moment die Luft zum Weiteratmen. Die Erfahrung, sein eigenes Werk in die Luft gejagt zu haben, ist eine unschöne. Nichts, was einen weiterbringt. Die Katastrophe war perfekt.

Erschüttert, gebeutelt und völlig gelähmt erkannte ich in diesen Stunden, welchen Stellenwert diese inspirierende Dualität von Garten und Schreiben in meinem Leben bereits eingenommen hatte. Das eine undenkbar ohne das andere. Beim Gärtnern habe ich die Themen mit beiden Händen ausgegraben, beim Bloggen weiter recherchiert und die Erkenntnis in die Welt hinausgetragen, um sie mit meinen GartenfreundInnen zu teilen. Woraus sich im Lauf der Jahre schöne Freundschaften in aller Welt entwickelt haben, die thematisch oft auch über den Garten hinaus gehen.

Nach der ersten Paralyse gelang es mir, mehr schlecht als recht, mich am Riemen zu reißen, das berühmte Krönchen am Haupt zurechtzurücken und das Heft wieder in die Hand zu nehmen. Mithilfe des technischen Supports konnte der Blog, der auf amerikanischen Servern liegt, wieder dingfest, reanimiert und zum Leben erweckt werden. Jedoch erst nach bangen Tagen und Nächten, in denen ich nicht unbedingt von einer bunten Schmetterlingswiese geträumt habe.

Geblieben ist die Sucht nach Garten, eine Leidenschaft und Besessenheit im positiven Sinn, von der es kein Zurück mehr gibt.

Und ich habe noch längst nicht alles entdeckt und befinde mich erst am Anfang meiner Reise. Denn der Garten ist ein wahrlich weites Feld. Millionen Abenteuer warten gut getarnt hinter dem Gartenzaun nur darauf, erlebt zu werden. Und ich will sie alle erleben.

Wäre es daher nicht doch schlauer, während der Hochsaison zu Hause zu bleiben, anstatt meinem Garten den Rücken zu kehren, um woanders das Glück zu suchen? Wo mir doch das Abenteuer in Form einer mit Überraschungen aus der Natur prall gefüllten grünen Schatztruhe direkt zu Füßen liegt?

Natürlich, das ist der Schlüssel zum Gartenurlaub. Ich räkle mich wohlig im Volant bei diesem erwärmenden Gedanken. Ich werde meinen Lieben einen Gartenfloh nachhaltig ins Ohr setzen. Ich lasse sie ihre eigene Schatztruhe suchen und werde eigenhändig dafür sorgen, dass sie die Schatulle auch finden. Wenn es sein muss, auch fünf Truhen. Ich werde sie ganz unterschwellig so sehr mit Gartenlust anstecken, dass sie gar nicht mehr weg von zuhause wollen. Na ja, zumindest nicht im Sommer. Fragt sich nur, wie. Der Plan jedenfalls ist so perfide wie genial! Und wie heißt es so schön: no risk, no fun. Harhar …

No Risk, no Roses

Uns Gärtnerinnen sagt man ja nach, überdurchschnittlich risikofreudig und mit viel Mut und Lust am Experiment ausgestattet zu sein, um unsere Träume in Erfüllung gehen zu lassen. Da müsste es doch auch möglich sein, die ganze Rasselbande zu ködern und in den Garten umzuleiten …

So wie die Heidi Klum. Vom Licht in den Schatten. Die Klum aus dem Rosenregal, eine betörend schöne Beetrose. Wenn sie blüht. Eine unter all den Schönen mit ihren klingenden Namen: Astrid Lindgren, Eckart Witzigmann, Papageno, Kleopatra, Leonardo da Vinci oder Königin von Dänemark. Namen machen Rosen.

Bei der Klum handelt es sich um eine kleinwüchsige wie kleinkarierte, weil besonders zickige Beetrose aus dem Jahr 1999, einer Kreuzung aus den Sorten Old Port und Barkarole. Ihre Namenspatronin hat sie aus fünfzehn Züchtungen auserwählt und durfte sie 2005 auf den Namen Heidi Klum taufen. Der Akt ging inklusive Tauffeier über die Bühne.

Wie ich sie zum ersten Mal gesehen habe, stand sie intensiv duftend da, sodass kein

Vorbeikommen möglich war. Der Rosenduft berauschend, die Blattfarbe ein Traum in Pink. Für mein Leben gern hätte ich sie schon damals mitgenommen, doch war ich zu Beginn meiner Gärtnerinnenlaufbahn noch zu zögerlich in Sachen Rosen. Dementsprechend auch noch wenig risikofreudig. Was sich heute ins Gegenteil gekehrt hat und mich lustvoll experimentieren lässt, selbst wenn der Ausgang mehr als unsicher ist. Aber ich kann gar nicht anders, denn mein schattiger Garten ist ja auch nicht unbedingt die erste Adresse für Sonnenanbeterinnen und sonnenverwöhnte Rosen. Eher ein Areal für die finsteren Gesellen der Pflanzenwelt. Eher für die der Unterwelt.

Abgesehen von dieser kleinen Lappalie, dachte ich zum damaligen Zeitpunkt, einer solchen Lady in Pink nicht einmal annähernd einen entsprechend adäquaten, freien Platz zur Verfügung stellen zu können. Der Garten war damals schon bestens belegt und bis auf Weiteres voll ausgelastet. Ich muss gestehen, ich neige ein wenig zu Überbuchungen.

Die Lage hat sich seither nicht wesentlich geändert, jedoch hat sich die Grenze der Belastbarkeit meiner Rosen deutlich nach oben verschoben. Dementsprechend auch meine Experimentierfreude, die heute ausgeprägter und kaum zu bremsen ist. Von Tag zu Tag ein kleines Stückchen mehr.

Eine solche Bagatelle wie Schatten im Garten nehme ich daher auch nicht mehr so ganz ernst wie einst, und das ist gut. Sonst wäre ich mit meinem Garten niemals zu Rosen gekommen. Weder in diesem noch in einem eventuell später stattfindenden Leben hätte ich Aussicht auf einen, wenn auch bescheidenen Rosengarten. Und siehe da, die Erfahrung hat gezeigt, dass es sich gelohnt hat, großzügig darüber hinwegzusehen und sich von der Annahme zu befreien, nur ein ganztägig sonniger Standort brächte ein passables Ergebnis zutage. Derart flexibel, haben sich meine Hübschen im Beet tatsächlich, obwohl notgedrungen, an die vorherrschend sinistre Situation angepasst. Sie haben den halben Schatten lieben gelernt und freuen sich wie Schneeköniginnen über ein paar, dennoch überschaubar ausfallende Stunden Sonnenschein. Wie es scheint, ist tatsächlich alles möglich. Selbst eine Klum nimmt Vorlieb mit einem Schattenplatz und so treffen wir uns täglich bei mir im Garten, am Nordhang. Und dafür, dass sie als Zicke verschrien ist, entwickelt sie sich prächtig.

Auf der Rückbank rumort es explosionsartig, wie ein Geysir auf Island. Ich sitze augenblicklich senkrecht wie eine Rakete, bereit zur Flucht. Zum Glück dann doch nur eine unbedeutende Explosion einer unbedeutenden Quelle. Das Mineralwasser sprudelt durchs ganze Auto. Eine nicht ungelegene Abkühlung.

Tagebuch einer Gärtnerin

Meine wild strömende Quelle, mein Geysir ist der Garten. Frische Ideen sprudeln wie eine Fontäne an die Oberfläche und es wäre unendlich schade, auch nur einen dieser wertvollen Gedanken aus dem Unterbewusstsein zu verlieren. Was leider nur allzu leicht passiert, wenn man diese nicht einfängt und gut darauf aufpasst. Sicher ist sicher. Diese später zu verwerfen, ist attraktiver, als sich nachträglich über Vergessenes zu grämen.

Damit das nicht passiert, habe ich es mir zur Gewohnheit gemacht, stets ein kleines Notizbuch, ein handliches Heft und einen Stift griffbereit zu haben. In der Hosentasche und auf der Terrasse. Aber auch in der Handtasche, im Auto und neben dem Bett, denn selbst in der Nacht tauchen immer wieder spannende Ideen auf. Dann wäre es doch jammerschade, wenn diesen Einfällen das unsägliche Schicksal widerfahren würde wie den Lottozahlen. Den richtig getippten, aber nie abgegebenen. Die in der Schublade untergegangen und vergessen worden sind. Aber mit so einer hübschen Kladde kann nichts schiefgehen. Noch dazu klingt Kladde, ein anderes Wort für Notizbuch, so richtig nett und hat es mir angetan. Vielleicht, weil Kafka seine Texte in Kladden geschrieben hat oder aber auch, weil es sich dabei genau genommen um einen handschriftlich verfassten wie unfertigen Rohling eines Manuskriptes handelt. Beide Vorstellungen gefallen mir sehr gut, sind sehr schön.

Wie damals, als ich zum ersten Mal den Wunsch verspürte, ein Gartentagebuch anzulegen. Ich hatte gerade „Die Vermessung der Welt“ von Daniel Kehlmann gelesen und war höchstgradig inspiriert, es den beiden Protagonisten gleichzutun und meine grüne Welt zu vermessen.

Ich wollte den Garten vermessen, kartografieren und alle darin vorkommenden Pflanzen bestimmen. Entdeckungen festhalten und fotografieren, Tag für Tag alles notieren. In genau einer solchen Kladde wollte ich meinen Garten in all seinen Schattierungen aufbereiten und filetieren. Alles in Worte kleiden und gegen die Vergesslichkeit anschreiben. Kann ja sein, dass man übers Jahr schon mal vergisst, welche Schätze wo überall vergraben sind und theoretisch auch aufgehen könnten. Tun sie natürlich nie alle. Aber ich wollte es tun, um auf Nummer sicher zu gehen und auch im nächsten Gartenjahr auf das zusammengetragene und gesammelte Wissen aufbauen zu können.

Schon seit jeher bin ich ein visueller Typ. So plante ich, dem Ganzen mit ein paar ausgedruckten Fotos einen professionellen Anstrich zu verleihen und es mit Pflanzenbeschreibungen zu garnieren. Pflanzensteckbriefe und akribisch genaue Standortbeschreibungen der Pflanzen eines Gartens schaden nie.

Wer weiß, dachte ich mir damals insgeheim, vielleicht entstünde aus diesem Konvolut an floralem Know-how sogar ein kleines Nachschlagewerk für die ganze Familie. Für meine Nachwuchsgärtner. Um ihnen so die fabelhafte Welt des Gartens in voller Schönheit und Attraktivität vor Augen zu halten und auf dem Silbertablett zu servieren. Wie ein gutes Kochbuch mit den Rezepten der Lieblingsgerichte aus der eigenen Kindheit, aufbereitet und zusammengetragen für die nächste Generation und einfach zum Nachmachen. Auf dass sie hoffentlich auch irgendwann in naher Zukunft für den Garten brennen, so sie diesen appetitlich angerichtet und in mundgerechten Häppchen serviert bekämen.

Die Gartenkladde wartet jetzt auf Fortschreibung, denn ein Garten ist ja niemals fertig.

„Hört auf zu zanken, zieht eure Schuhe an, macht euch bereit zum Aussteigen, wir müssen tanken.“ Ich fange bruchstückhaft Wortfetzen auf …

Ich bereite mich vor. Schlage in Gedanken die erste Seite auf und tanke ganz in Vorfreude auf die

Weiterführung meines Tagebuches die Füllfeder mit bunter Tinte auf, um für den ersten Urlaubstag gut gerüstet zu sein. Doch zuvor werde ich mich ganz anderen Seiten widmen, den magischen Morgenseiten. Morgen für Morgen, wenn ich mit den Hühnern aufstehe, um in den Garten zu eilen. Selbst das wäre schön.

Early Birds und die magischen Morgenseiten

Magie des frühen Morgens

Der Gärtnerin größte Freude ist es, zeitig am frühen Morgen, wenn alle anderen noch schlafen, eine kleine Runde durch den erwachenden Garten zu drehen. Vorzugsweise mit einem Becher herrlich duftenden Kaffee. Dieser Mini-Ausflug ins taufrische Grün ist ein ganz besonderer Hochgenuss, der leider nur viel zu selten machbar ist, gerade in unseren Breiten. Doch ob ewiger Sommer ein Garant für dauerhafte Glücksgefühle wäre?

Jedoch gibt es eine wunderbare Steigerung zum Flanieren im morgendlichen Garten: das Schreiben der magischen Morgenseiten. Es gibt vielleicht keinen besseren und köstlicheren Zeitpunkt, um seine Kreativität zu wecken, als im Morgengrauen. Dann, wenn gleichzeitig die Natur erwacht – was ich in vollen Zügen genieße. Im Haus ist es noch ganz ruhig, der Kaffee tröpfelt verheißungsvoll durch den Filter und verbreitet sein würziges Aroma in der Küche. Während ich es mir entweder schon im Garten oder noch auf

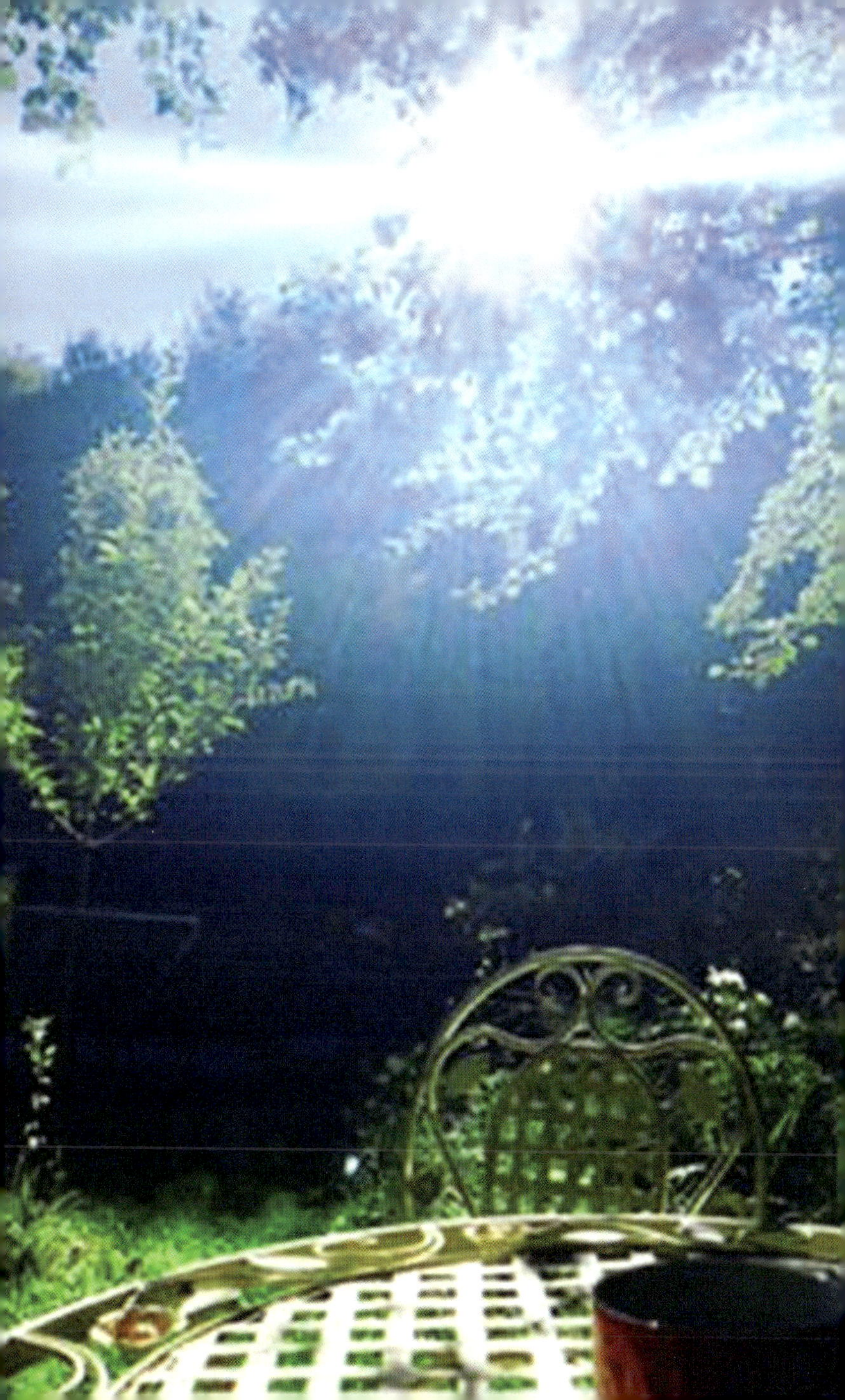

dem Sofa gemütlich mache, zwitschern die Vögel lautstark und locken die rote Nachbarskatze an, die durchs hohe Gras streift, in der Hoffnung auf ein saftiges Mäusefrühstück. Der Tag erwacht und ich beginne zu schreiben. Mittlerweile kann ich mir keinen besseren Start in den Tag vorstellen.

Seit ich diese Kraft eines Miracle Morning, eines magischen Morgens für mich entdeckt habe, fühle ich mich wie neugeboren. Auch wenn ich mich Morgen für Morgen wie ferngesteuert aus dem Bett hieven muss, erledige ich das mit entsprechender Contenance und ohne zu murren. Man tut schließlich, was man kann. Erwartet mich ja mein liebgewonnenes Morgenritual, das mich auf den noch jungen Tag einstimmt, um mich frisch und ohne Ballast in den Tag zu bringen. Das Gedankenkarussell läuft noch nicht auf Hochtouren und die Inspiration hat leichtes Spiel, will man sie wach kitzeln. Gerade am Morgen nach dem Aufstehen, wenn noch relative Ruhe im Kopf herrscht und die Gedanken sich gerade erst auf den Weg in Richtung Oberfläche machen, schreibt es sich besonders leicht. Die Morgenstunde gleicht einem unbeschriebenen Blatt, das im Laufe des morgendlichen Schreibkultes zu einer Trägerrakete für frische Ideen wird.

Mit den Morgenseiten ebne ich mir den Weg in einen neuen Tag, frei von negativen Gedanken und atmosphärischen Störungen. Ich räume diese einfach mit dem Stift in der Hand, der mit etwas

Übung bald schon wie wild über die Seiten fliegen wird, aus dem Weg. Pure Magie!

Dabei trennt das Schreiben am Morgen einfach und genial alles, was sich zwischen uns und unserer Kreativität aufgetürmt hat. Denn diese Blockaden sind für unseren inneren Kritiker ebenso wie für alle Selbstzweifel verantwortlich und machen uns nur das Leben unnötig schwer. Gelingt es jedoch, den Turm zum Einsturz zu bringen, indem wir ausmisten und aufräumen, befreien wir damit auch unser Unterbewusstsein vom täglich neu angespülten Ballast und können wieder klar denken. Marie Kondo, die Großmeisterin des organisierenden Aufräumens wäre begeistert von dieser Methode, innerlich aufzuräumen. Wenn sie nicht ohnedies ihren Tag so beginnt, um sich auf das vor ihr liegende Chaos einzustimmen.

„Mensch, dreh' doch die Klimaanlage weiter hoch, ich schwitze wie ein Bär! Hier hinten ist es mindestens dreißig Grad, ich will, dass wir endlich da sind, ich will hier raus …!"

Genre-Wechsel

Ich hingegen will wieder hinein in den Garten, denn wo lässt es sich vorzüglicher schmökern als in einer schaukelnden Hängematte unter dem Fächer eines Ahorns und einem riesigen Tulpenbaum? Exakt an dieser Stelle bin ich auch zum ersten Mal in die „Magischen Morgenstunden" hineingeschaukelt, als mir ein Buch über das große Glück aus einem winzig kleinen Garten in die Hände gefallen ist. Denn es war wieder einmal Zeit für einen Genre-Wechsel.

Nach Ende der Lektüre eines spannenden Thrillers, der es geschafft hat, mir bei einer Affenhitze von zweiunddreißig Grad im Schatten Gänsehaut zu verursachen, musste ich mich dringend von den erlesenen Aufregungen erholen. Ich wollte mit der Folgelektüre das Genre wechseln und habe mich wie eine Schneekönigin gefreut, wieder ein paar Gänge zurückschalten und mit einem schönen Gartenbuch eine ruhigere Lesart einschlagen zu können. Ein veritabler Irrtum, wie sich rasch herausstellen sollte!

Der Garten, ein Lebensgefühl

Ich geriet an Allen Jenkins „Wurzeln schlagen". Ein Werk, das sich auf den ersten Blick als ein Buch der leisen Töne präsentiert, ein Band, der pures Gartenglück darin vermuten lässt. In Wahrheit ist es alles andere als ein ruhiges und beschauliches Gartenbuch. Der Autor beschreibt darin sein herzzerreißendes Schicksal auf der Suche nach seiner Herkunft und das tägliche Glück, das er im Garten gefunden hat und das ihm Halt im Leben gibt.

Er liebt es, im Kreis seiner Freunde zu gärtnern, man hilft einander aus, unterstützt sich und ist in Krisenzeiten füreinander da. So gelingt es gemeinsam, Garten und Ernte unter Kontrolle zu halten, gerade auch dann, wenn widrige Umstände gärtnerische Zwangspausen erforderlich machen.

Mit Hingabe gräbt Jenkins in der Erde, sät und trägt meist ein paar Tütchen Samen bei sich. In Anbetracht der kleinen Fläche der Parzelle können dafür erstaunlich große Mengen an Gemüse geerntet werden. Bohnen, Erbsen, Kartoffeln, Tomaten, Mangold. Meist wird mehr geerntet als gegessen werden kann und der Rest wird mit den Freunden geteilt.

Die Arbeit im Garten schenkt ihm Ruhe und Konzentration und lehrte ihn, im Lauf der Jahre immer aufmerksam zuzuhören und zu verstehen, was der Garten über seinen Gärtner verrät. Er lernt seine Lektionen über Liebe und Verlust und es ist tröstlich zu erfahren, dass er gefunden hat, wonach viele noch suchen, manche sogar ein Leben lang: das große Glück aus einem Garten von gerade einmal zweiundzwanzig Quadratmetern Größe.

Sein Tag beginnt früh am Morgen, und wann immer es möglich ist, in seinem Garten, seiner kleinen Parzelle in London. Um nach dem Rechten zu sehen und dort, wo es nötig ist, Hand anzulegen. So kommt es nicht selten vor, dass er schon vor seiner Arbeit bei der Zeitung ein Beet umgegraben hat. Sein täglicher Genuss.

Reine Geschmackssache: Der eine gräbt, die andere schreibt sich in den Morgen. Jedoch alle am köstlichsten Ort der Welt, dem Garten.

Kreativer Wortflow

Jetzt bin auch ich bereit für die erste Schreibübung des noch jungen Tages. Ich sehe mich schon durch den taufrischen Sommergarten schlendern und spüre bei jedem Schritt das noch feuchte Gras unter den Fußsohlen. Manche mögen's barfuß. Ich steuere geradewegs auf meinen Lieblingsplatz im morgendlichen Garten unter dem Weißdorn zu, der mir Unterschlupf und Schutz vor Einblicken gewährt und mir aber gleichzeitig einen Blick über den ganzen Garten ermöglicht.

Ich zücke den Stift, schlage meine Kladde auf und beginne zu schreiben: drei Seiten lang, was einem gerade in den Sinn kommt. So die Empfehlung professioneller Miracle-Morning-Schreiber. Dabei darf ich Stil, Satzbau, Orthografie und Grammatik vergessen. Hautsache, der Füller flitzt über das weiße Papier. Ein erfüllendes und gutes Gefühl, so ohne Punkt und Komma zu schreiben. Solange, bis sich die Buchstaben beginnen, wie von selbst auf das Blatt zu malen. Das ist Flow, Schreibflow.

Kein Gedanke ist falsch, keiner richtig, nichts ist unwichtig, nichts ist gut, nichts ist schlecht. Alles darf zu Papier gebracht werden und es gilt wie bei einem Brainstorming die Regel, dass keine Kritik zulässig ist. Der innere Kritiker wird nicht zu Wort kommen, notfalls mundtot gemacht. Ich schreibe über ihn, schreie ihn am Papier an, beschimpfe ihn wüst, spucke ihm meine Wörter ins Gesicht, verweise ihn in seine Schranken. Die Morgenseiten gehören nur mir ganz allein, sind streng geheim und niemand wird sie je zu Gesicht bekommen und lesen. Denn nur so ist gewährleistet, dass man auch sich selbst gegenüber ehrlich ist. Verstecken wir also unsere Morgenseiten, versenken sie in der Hutschachtel oder im Nähkästchen, ganz egal, wie und wo. Wichtig ist nur, dass sie jeden Morgen griffbereit sind, wenn es wieder losgeht und wir uns in einen neuen Tag hineinschreiben.

So ringe ich mir Morgen für Morgen Wort für Wort ab. Oft nur praktische Gedanken darüber, ob ich heute Blumen gießen soll oder doch ein Regen im Anmarsch ist, wo ich den verflixten Schlüssel schon wieder hingelegt habe, ob ich im kleinen Schwarzen oder doch besser im Gypsy-Look zur Party gehen soll. Alltagsgedanken, die sich entwickeln können. So ist es auch kein Problem, wenn einem einmal gar nichts einfällt. Was ich nur allzu gut kenne und verstehe, denn zu einer derart unchristlichen Tageszeit muss man erst einmal in Schwung kommen.

Im Fall einer momentanen Ideenlosigkeit mag es hilfreich sein, genau darüber zu schreiben. Auch zu zetern, wenn es sein muss und der Übung zuträglich erscheint. Oft reicht schon eine Zeile: „Warum sitze ich eigentlich um diese Uhrzeit schon im Garten, mir fällt gerade gar nichts ein, ich bin noch sehr müde, kein Wunder, ich schreibe einfach mal drauflos und bin schon gespannt, was passieren wird“, um in die Gänge zu kommen. Eine kleine Prise Kritik an der aktuellen Situation ist genehmigt. Geschrieben wird rein um der Wörter willen und ich weiß mittlerweile, dass es immer etwas zu schreiben gibt. Alles ist erlaubt. Ganze Sätze, sofern sie auftauchen, aber auch Stichworte genügen. Sinn und Zweck dieser Übung ist ja nur, den Kopf freizuschreiben und allen überflüssigen gedanklichen Ballast abzuwerfen und Kreativität aufkommen zu lassen.

„Hey, gib mir auch einen Müsliriegel!“ Ich glaube, diese Fahrt keine Sekunde länger ertragen zu können, als ich eine strenge Stimme vernehme: „Wie heißt das Zauberwort?“ – „Bitte.“ – „Na also, geht doch.“

Wo die wilde Kreativität wächst und gedeiht

Mein Zauberwort heißt Perspektivenwechsel. Dem Anfang eines kreativen Prozesses geht meist ein solcher voraus und ich gehe noch einen Schritt weiter. Ich wechsle nicht nur die Perspektive, sondern auch die Urlaubsdestination. Jedenfalls gedanklich, dafür immer öfter. Meine absolute Nummer Eins ist und bleibt natürlich ein Traumurlaub im Garten, mein persönliches „Garten-Retreat“. Gibt es Schöneres, als ein paar Tage oder eine ganze Woche nur mit sich und dem Garten beschäftigt zu sein? Der Kopf wird durchgelüftet, mit frischen Düften umweht und schon entsteht wieder Raum für neue Ideen. Neue kreative Ideen.

Doch was ist Kreativität eigentlich? Ein Wunschtraum, ein Gefühl, ein unbändiges Verlangen? Woran kann ich Kreativität erkennen? Was zeichnet sie aus? An einer Definition haben sich schon viele versucht, doch lässt sich die Kreativität nur sehr schwer fassen und in Worte kleiden. Zu Beginn steht immer ein Problem, das man lösen muss. Eines jedoch haben alle Definitionen gemeinsam und sind sich einig darin, dass es darum geht, „Neues“ wie „Ungewohntes“ hervorzubringen. Dazu muss man das Rad nicht jedes Mal neu erfinden, sondern Fragen und Inhalte in einen neuen Kontext stellen, um so zu alternativen Ergebnissen zu gelangen. Kreativität ist unendlich, die Kunst besteht darin, sie zu spüren und zur rechten Zeit am Kragen zu packen, kaum dass sie sich zeigt. Sie anzuzapfen, um sie sprudeln zu sehen.

Um kreative Prozesse anzukurbeln, ist es immer von Vorteil, in Bewegung zu sein. Dabei ist es ganz egal, um welche Art von Bewegung es sich handelt. Sei es Spazierengehen, Wandern, Laufen, Tanzen, Radfahren oder Gärtnern. Das ist Geschmackssache. Hauptsache, der Körper ist in Aktion. Damit wird der Garten zur Kreativitätsschmiede und zum wertvollen Nährboden für zahlreiche künstlerische Projekte.

Und sieht man einmal näher hin, bemerkt man erst, dass der Garten fast überall seine Finger im Spiel hat. So auch auf der Straße, im öffentlichen Raum. Überall dort, wo Street-Art zu Knit-Art wird. Denn die Guerilla-Knitters sind unter uns. Undercover.

Graffiti mit Stricknadeln

„Er schleicht herum, bei Nacht und Sturm …“, sang Georg Danzer in seiner Moritat vom Frauenmörder

Wurm, und genau so stelle ich ihn mir vor. Einen Guerilla-Knitter bei der Arbeit, in Aktion.

Bei Nacht und Nebel schlagen sie zu, Frauen wie Männer, Junge und Alte, immer auf der Jagd nach Objekten im öffentlichen Raum, die sie mit ihren Maschen verschönern wollen. Die Knitters wollen ihre Städte aufmöbeln, behübschen und den öffentlichen Raum verändern. Sie wollen auf ihre Weise mitgestalten.

Begonnen hat alles in den USA im Jahr 2005, als die ersten Stricklieseln die Idee hatten, mit ihrem Hobby nicht nur sich und ihre Lieben, sondern auch ihre Umwelt zu umgarnen. Diese mit selbst gefertigten Strickstücken zu verkleiden und zur Verschönerung des öffentlichen Raumes beizutragen. Dabei hatte man sich ursprünglich zum Aufwärmen an Türklinken versucht und diese mit lustig bunten Wollresten eingestrickt. Heute finden sich bestrickend schön begarnte Autos, selbst in Wolle gehüllte Elefanten sind keine Ausnahme mehr.

Doch nicht nur in den USA, sondern auch bei uns erlebte das Spiel mit den Nadeln einen neuerlichen und sukzessiven Aufschwung. Anfänglich griffen immer mehr Strickfreudige, die an dem wohltuend monotonen Geklappere des Nadelspiels Gefallen gefunden hatten, zu Wolle und Garn. Mit der Absicht, jetzt auch den grünen Raum bunt zu gestalten.

Die entfesselten Urban-Knitters waren mit vollem Elan bei der Sache, wie losgelassen und bald schon war nichts mehr vor ihnen sicher. Bäume wurden bestrickt und umhäkelt und jeder machte sein eigenes Ding, sein persönliches Graffiti. Macht es noch immer. In Strick.

Doch die Krönung stammt von einer britischen Gärtnerin, die sich an ein ganz besonderes Projekt gewagt und sich ihren Gartenzaun selbst gestrickt hat.

Der gestrickte Gartenzaun

Das Kunststück ist in England zu bewundern. Es handelt sich dabei sowohl um ein ganz besonderes Beispiel an Kreativität als auch Ideenreichtum in Kombination mit dieser herrlich ansteckenden Begeisterung, ein Stück Natur oder ein Naturobjekt mit Wolle und Garn zu erobern. Nicht ganz alltäglich.

Die Schottin Anne Eunson hatte die unglaubliche Idee, sich ihren Gartenzaun einfach selbst zu stricken. Die Dame liebt Spitze und wollte sich ihren Traum eines Spitzenzaunes verwirklichen. Als Material hat sie ein Garn aufgetan, aus dem auch Fischernetze gemacht werden. Als Stricknadeln dienten der erfinderischen Lady von den Shetland-Inseln Gardinenstangen, auf denen abgenadelt werden konnte. Beim gewählten

Muster handelt es sich, wie könnte es auch anders sein, um ein ihr wohlbekanntes Shetland-Lochmuster. Irgendwie very British!

Zum Glück muss man nicht alles nachmachen, was Blüten treibt, und so erspare ich es mir doch lieber, einen Baum in Angriff zu nehmen und zu umgarnen. Statt ihn zu umarmen.

Ein paar frische Blumen, aus denen sich wunderhübsche Arrangements gestalten lassen, tun es auch. Und Sie sich selbst gleichzeitig Gutes. Denn allein der Einkauf von frischen Schnittblumen lässt einem das Herz aufgehen. Die Blumen gut eingewickelt und geschützt in raschelndem Papier, kann es schon vorkommen, dass man sich mit solch einem Bouquet im Arm wie im Film fühlt. Dabei denke ich immer gern an eine Szene mit Iris Berben, der Grande-Dame des deutschen Films, die am Markt ihre Besorgungen macht und mit einem riesigen Strauß Blumen wieder nach Hause zurückkehrt. Sich dort am Esstisch mit den Blumen zu schaffen macht und kunstfertig einen umwerfend schönen Strauß für ihre Gäste zusammenstellt. Denn auch das ist lustvolle Kreativität, die man allein beim Gedanken daran beinahe spüren kann, wenn es beginnt, in den Fingern zu kribbeln.

Und selbst wenn ich einen vertrockneten Blumenstrauß für seinen Weg zum Kompost vorbereite, ist es nicht ausgeschlossen, dass dieser

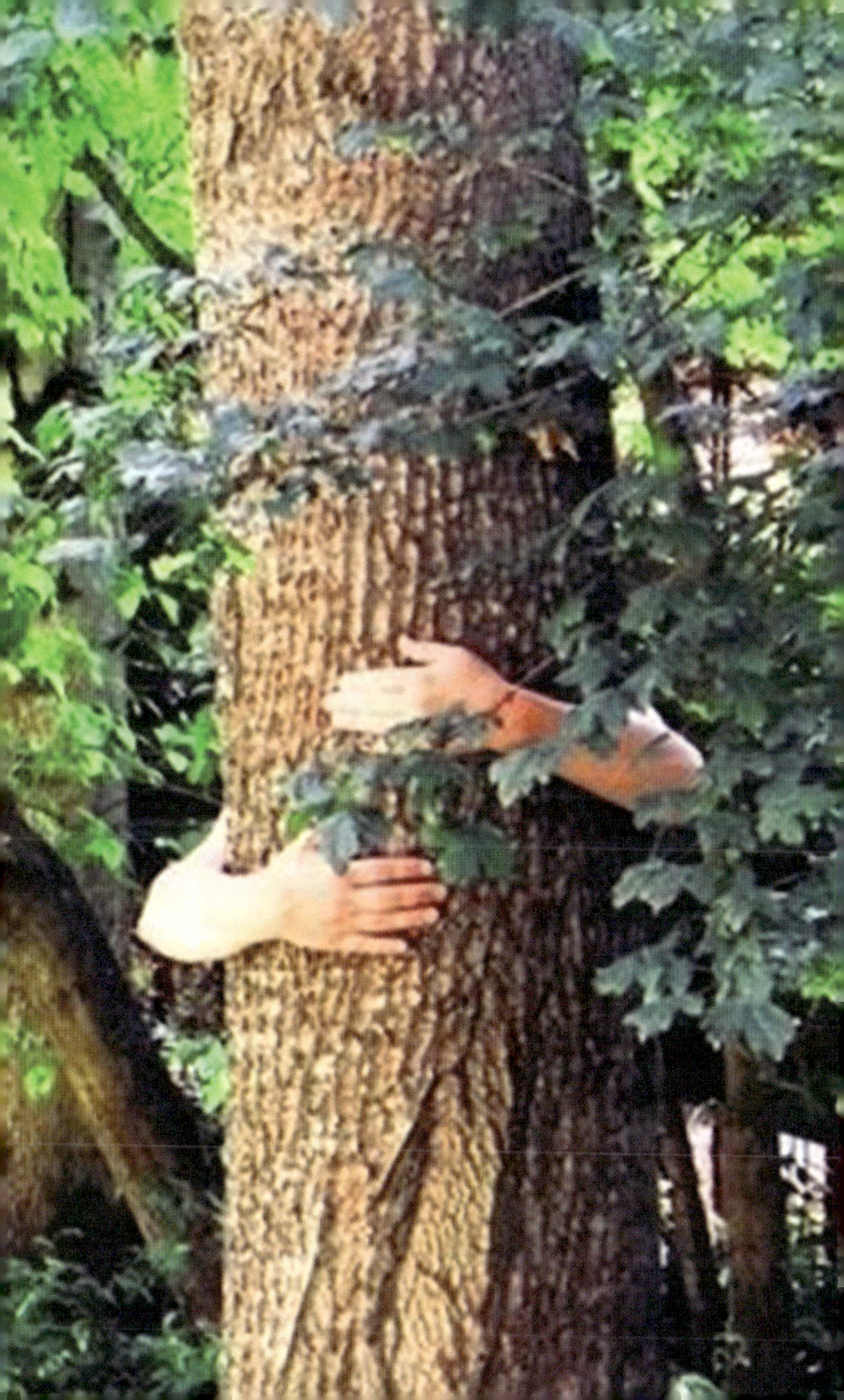

noch ein überraschendes Ende als Protagonist in einer Shabby-Chic-Collage findet. Wir Gärtnerinnen sind einfach unberechenbar und unschlagbar in der Gestaltung von Augenweiden.

Natürlich könnte man jetzt zu bedenken geben, ob es nicht noch schöner wäre, durch den Garten zu flanieren und den Strauß Blumen direkt vor Ort zu holen. Ich habe mir schon mehrfach an dieser Überlegung die Zähne ausgebissen, um jedes Mal wieder zum gleichen Schluss zu kommen: Tendenziell lieber nicht. Tatsächlich schneide ich Verblühtes ab und bringe es einfach kaum übers Herz, mich an blühenden Blumen zu vergreifen.

Natürlich mache ich Ausnahmen, aber zumeist ziehe ich die unblutige Variante vor und gehe zum Markt oder jedenfalls an einen Ort, an dem die Schönen bereits geschnitten vor mir liegen. Manchmal sind wir Gärtnerinnen eben auch Weicheier. So wie in meinem Fall, wenn ich beginne zu zaudern, kaum, dass es darum geht, bezaubernde filigrane Blüten zu verspeisen, die sich weniger sensible Ritterinnen des „Grünen Ordens“ einfach mir nichts, dir nichts über den Salat streuen. Und essen. Doch auch ich kann anders, wenn es sein muss, springe über meinen Schatten und eile hinaus, um Dahlien zu köpfen. Für einen Salat ...

Aus der Blütenküche

Kochen mit Blüten ist nichts Neues. Schon in der Antike war die Verwendung von Blüten ein Zeichen gehobener Esskultur und man findet Blüten in der Küche bereits in den Rezepten aus der altrömischen Kaiserzeit wieder. So beschrieb einst der römische Feinschmecker Marcus Gavius Apicius in seinem Kochbuch „De re coquinaria“ („Über die Kochkunst“), wie man Rosenblätterpüree, Malvenblütengemüse und Veilchenwein zubereitet. Die Rezeptsammlung gilt als das älteste, erhaltene Kochbuch der römischen Antike.

Doch nicht nur die Römer haben mit Blüten gekocht, sondern auch ich habe es probiert. In der letzten Saison habe ich mir ein Herz gefasst und meine wunderbaren Dahlien gepflückt, um sie nach allen Regeln der Kunst zuzubereiten und kredenzen zu können. Um das volle Aroma der ach so bezaubernden Dahlienblüten zu erhalten, sind die frühen Vormittagsstunden ideal geeignet, die Blüten zu schneiden. In der Stunde zwischen Morgentau, Morgenblüte und Mittagssonne, dann, wenn das Aroma am stärksten ausgeprägt ist.

Ziel meines Schaffens war die malerische Zubereitung eines Blütensalates und ich dachte dabei ein bisschen an Claude Monet und wie er es wohl angelegt hätte. Ich fühlte mich wie einer der

Starköche, die sich der Blumenküche gewidmet und damit einen richtigen Boom ausgelöst haben. Doch zuerst wie immer die Arbeit, dann das Vergnügen respektive der Ruhm. Zuerst mussten die Blütenköpfe entblättert werden. Was, wie bereits erwähnt, nicht unbedingt meine Spezialität ist, da ich an jeder meiner Blumen hänge. Doch ich habe mich erfolgreich überwunden und bald schon glich das Filetieren der Dahlien einer guten Meditation. Man muss es sich nur schönreden. Ich fühlte mich, als wäre ich selbst Teil eines Kunstwerks: die Künstlerin im Bild, mitten im Garten, auf der Wiese, das Körbchen Blütenblätter am bunt gedeckten Tisch und ich, die Blütenköchin bei der Arbeit. Das Entblättern hat sich rückblickend mehr als ausgezahlt, denn meine Blütenschlemmer waren begeistert.

Der Dahlienblütensalat war einfach und schnell gemacht. Dazu habe ich eine Handvoll Dahlienblüten, etwas Minze aus dem Kräutergarten, Blüten von Kapuzinerkresse, Mozzarella, junger Zwiebel miteinander vorsichtig angerichtet und mit einer Marinade aus Sonnenblumenöl, weißem Balsamico-Essig, Salz, Pfeffer und einer Prise Zucker überträufelt. So schnell kann's gehen und so könnte es jeden Tag gehen. Im Urlaub, zuhause im eigenen Garten.

Kreativität kennt auch in der Gartenküche keine Grenzen und es ist jedes Mal wieder ein rauschendes Fest, auf unsere innere Künstlerin zu treffen. Wenn wir entdecken, wie gut es sich anfühlt und wie fabelhaft es ist, kreativ zu arbeiten. Wenn wir zur Blumenarrangeurin, zur Pflanzenmalerin, zur Deko-Queen, zur Künstlerin werden.

„Das ist doch nicht dein Ernst, wir müssen uns ein Zimmer teilen?!“ Auch wenn ich die Einstellung meines Kindes nur allzu gut verstehe, wird es in diesem Urlaub am Meer leider nicht anders möglich sein. Wir sind zu viele für …

Ein Zimmer für sich allein (Virginia Woolf)

„Wer uns unserer Träume beraubt,
beraubt uns unseres Lebens."
(Virginia Woolf)

Virginia Woolf ging im Jahr 1928 der Frage nach, warum es von Frauen so wenig gute Literatur gibt. Die Erklärung fand sie darin begründet, dass Frauen nicht nur der Zugang zu Bildung verwehrt wurde, sondern dass sie auch nie ein eigenes Zimmer für sich gehabt haben. So auch ihre Forderung nach eben diesem Zimmer für sich allein, um kreativ sein zu können.

Ein Glückskind, wer einen eigenen Raum für sich hat, die Tür hinter sich schließen und ungestört seinen kreativen Ideen nachgehen kann. Wie das Atelier des Künstlers, das keine Überschneidungsachsen mit dem häuslichen Tohuwabohu hat. Mit dem charmanten Extra, jederzeit wieder im Alltag auftauchen zu können. Alles stehen und liegen zu lassen, ohne Gefahr zu laufen, dass während der eigenen Abwesenheit alles durcheinandergebracht werden könnte. Beim nächsten Mal dort anzuknüpfen, wo man aufgehört hat. Ein Geschenk.

Im Alltag sind das zumeist nur Wunschträume. Und doch lassen sich mit Fantasie und viel Liebe zum Garten neue Räume, Gartenräume der ganz speziellen Art schaffen. Mir können es gar nicht genug solcher Gartenräume sein, selbst wenn sie noch so klein sind. Denn sie sind perfekte Rückzugsorte, die entspannen, beruhigen und die Laune innerhalb kurzer Zeit heben.

Aus derart aufgeräumter Lage und Stimmung macht selbst das größte kreative Chaos im Kopf Spaß, verliert seinen Schrecken und fordert auf zum Tun. Zum „Creare", was so viel heißt wie neu erschaffen. Eine Leselaube, ein verborgenes Plätzchen für Yoga und Meditation oder eine geschützte Schreibecke. Möglichkeiten gibt es so viele, wie wir uns vorstellen können. Und sie sind doch flexibel und lassen sich jederzeit bei Bedarf entsprechend umbauen. Für mich als begeisterte Umpflanzerin ist das eine Art Heimspiel. Ich setze flink ein paar Pflanzen um, stelle ein Stück Gartenmöbel an eine andere Stelle und schon entstehen neue ausbaufähige Nischen auch auf kleinstem Raum. Gerade aber für längerfristige Gartenzimmergestaltungen sind Tage wie diese, Gartenurlaubstage, sehr wertvoll, da ich ja ausloten möchte, wie sich das neue Plätzchen anfühlt. Ob ich mich darin wohlfühle, ob wohl auch die Farben rundherum gefällig sind, ob ich dort Zeit verbringen möchte.

Ein Zimmer für sich ist ein wesentlicher Faktor für das Entstehen kreativer Prozesse und das Sprudeln von Ideen, denn dort entsteht Flow, das berauschende Gefühl totaler Konzentration auf eine Beschäftigung.

Flow & Go und das Geheimnis des Glücks

Bekannt geworden ist der Begriff „Flow“ durch den Glücksforscher Mihaly Csikszentmihalyi und seinen gleichnamigen Bestseller „Flow. Das Geheimnis des Glücks“, der innerhalb kürzester Zeit nach Erscheinen zur unverzichtbaren Lektüre für alle Glückssucher, zum regelrechten „must have“ und „must know about“ wurde.

Viele von uns werden sich vielleicht noch daran erinnern, als Flow zum metaphorischen Olymp eines jeden Läufers avancierte. Es gab kaum jemand, der diesen Zustand nicht anstrebte und regelrecht alles dafür tat, sich selbst in einen solchen hineinzumanövrieren. Selbst wenn das voraussetzte, stundenlang durch Wald und Wiese zu traben. Um am Ende selig lächelnd durchs Gelände zu laufen, als würde man schweben. Jeder wollte am eigenen Leib erfahren, wie sich Flow anfühlt. Die ganze Welt war auf den Beinen und unterwegs auf der Jagd nach dem geheimnisvollen Flow.

Hinter diesem Geheimnis des Glücks, dem Flow verbirgt sich eine Art euphorischer Zustand, der immer dann eintritt, wenn man ganz in einer Betätigung aufgeht. Bei Konzentration auf eine

Sache, ein Tun, das stets gepaart ist mit positiven Emotionen. Eine selbstvergessene Zeit des Glücks, die noch dazu eine der wichtigsten Voraussetzung für Erfolg ist. So entstehen Innovationen, so werden Höchstleistungen erbracht.

Sehr gut lässt sich dieser Zustand beobachten, wenn man Kindern beim Spielen zusieht und entdecken kann, was für ein Genuss es sein muss, alles rund um sich herum zu vergessen und zu spielen. Gerade dann, wenn man Neues schaffen will und neue Kombinationen erprobt werden. Wenn noch nie Dagewesenes gerade im Entstehen begriffen ist. Wenn man sich eins mit seiner Tätigkeit, seiner Aufgabe fühlt. Wenn man in der Balance ist und sich bei seinem Tun weder über- noch unterfordert fühlt. Wenn die Herausforderung jedoch ein klein wenig größer ist als unsere Fähigkeiten. Dann entsteht Flow.

Genau dieser Flow ist es auch, der mich schon seit jeher fasziniert, der mir beim Gedanken an einen Urlaub im Garten in den Sinn kommt und auf den ich direkt zusteuere. Weil ich diesen rauschartigen Zustand, der wie ein Sog wirkt, immer wieder erleben will. Gerade im Garten braucht es nicht viel, bis sich die Nebel des Alltags verziehen und der Kopf wieder frei wird.

Gerade bei der Gartenarbeit kommt es oft vor, dass man sich plötzlich mitten im schönsten Flow befindet: beim Unkrautzupfen, beim Pflanzen, ja selbst beim morgendlichen Blumengießen im Sommergarten. Allesamt Handgriffe im Garten, die mich ebenso wie das atemlose Verschlingen eines spannenden Romans unter dem Sonnenschirm Zeit und Raum vergessen lassen. Das Schreiben der Morgenseiten in der möblierten Gartenschreibstube verselbstständigt sich und aus den geplanten drei Seiten, die man schreiben will, werden wie durch Zauberhand gleich ein paar Seiten mehr. Sogar während lustvoller Sprachübungen beim Garteln ist es möglich, in den ersehnten Flow hineinzutrudeln. Wenn sich plötzlich wie automatisch Sätze im Kopf zu bilden beginnen und ein rundum gutes Gefühl für die Sprache aufkommt. Ebenso beim Yoga auf der Wiese, wenn sich frische Ideen bemerkbar machen. Kommt sogar oder gerade im kopfüber zum Boden schauenden Hund vor. Oft nur eine Frage des Perspektivenwechsels.

Ein sehr gefälliger Gedanke, denn wenn es mir an Ideen mangeln sollte, brauche ich in Wahrheit nur die Tür zu öffnen und eine Runde durch den Garten zu flanieren. Oder zwei. Manchmal auch drei. Unabhängig davon, wie viele Runden ich drehe, am Ende funktioniert es immer. Flow & Go!

Vom Schreiben und Lesen

Wer von uns hat nicht auch Tagebuch geführt, das wir Abend für Abend heimlich unter der Bettdecke mit Inhalten gefüllt haben? Bis es nicht mehr ausgereicht hat, langweilig wurde und wir mehr wollten. Ein Gedicht schreiben, eine spannende Geschichte, eine Erzählung oder sogar ein richtiges Buch. Wer wollte nicht schon einmal einen bahnbrechenden Roman schreiben oder ein Sachbuch über unser Spezialgebiet. Inhaltlich kein Problem. Die Unerschrockenen unter uns haben vielleicht sogar im Auge, eine Autobiografie zu veröffentlichen. Sie haben dazu einen ersten verwegenen Schritt getan und bereits ein Schreibseminar besucht, sodass eigentlich nur noch der erste Satz geschrieben werden müsste. Zu erzählen gäbe es genug.

Gerade das Bloggen ist ein attraktiver Einstieg in die Welt der bunten Wörter, die sich beim Schreiben plötzlich vor uns auftun wie eine bunte Schmetterlingswiese. Verlockend, köstlich und nahrhaft, denn Bloggen macht Spaß, ist kreativ und führt geradewegs in Richtung Flow. Doch sollte man diese Idee mit Vorsicht genießen, denn einmal begonnen, ist man gefangen und kommt nicht mehr aus dem Netz heraus. So wie Spinnen ihre Netze knüpfen, um ihre Beute zu fangen, so umgarnt und fängt der Garten seine Gärtnerinnen, um sie zu seinen Sklavinnen zu machen. Sodass wir bald schon das Gefühl haben, es geht nicht mehr ohne. Ohne Garten sowieso nicht und ohne Bloggen über den Garten bald auch schon nicht mehr. Deshalb erlaube ich mir, hier eine kleine, aber sehr ernstgemeinte Warnung auszusprechen: Achtung, Bloggen ist gefährlich! Einen Blog zu schreiben, ist für viele ein Way of no return, denn es gibt kein Zurück mehr.

Ein besonders netter Aspekt am Gartenbloggen jedoch ist, dass diese Form des Tagebuchschreibens, als das es von vielen noch immer angesehen wird, sehr kommunikativ wie auch interaktiv sein kann. Ein überaus spannender Dialog, der Spaß macht und immer tiefer in das entsprechende Spezialgebiet hineinführt. Unabhängig davon, mit welchem Thema man sich gerade beschäftigt.

All das ist, wie bereits erwähnt, mit dauerhaft hohem Suchtfaktor zu genießen. Was anfänglich noch überschaubar wirkt, ist es kurzfristig schon nicht mehr. Denn ab dem ersten Tag befindet man sich auf einer Schreibsafari, ob man will oder nicht. Beinahe schon ein zwanghaftes Verhalten, denn ständig muss Neues entdeckt und fotografiert werden, was wiederum danach schreit, sich mit der Kunst der Bildbearbeitung zu beschäftigen. Von einer Videoproduktion soll hier erst gar nicht die Rede sein. Was zur Folge hat, dass auch schon die nächste Passion in Gestalt eines neuen Hobbies vor der Tür steht und anklopft, um hereingelassen zu werden. So ein Urlaub im Garten ist ein wahrlich weites Land, ganz ohne die Strapazen einer langen Reise auf sich nehmen zu müssen.

Doch Schreiben ist nicht gleich schreiben. Zwischen den einzelnen Formen liegen gefühlte Welten und es macht einen großen Unterschied, ob man sich in Creative Writing üben oder vielleicht sogar nach Jahren wieder einmal einen handgeschriebenen Brief verfassen will. Selbst hier lauern unerwartete Abenteuer, mit denen nicht zu rechnen ist.

Sehr gern erinnere ich mich an ein besonders charmantes, überraschendes Erlebnis, das mich heute, Jahre später, noch zum Schmunzeln bringt.

Unter Autorinnen: Briefwechsel mit meiner Lieblingsschriftstellerin

Auf meinem Blog habe ich mir eine ganz persönliche Lieblingsseite eingerichtet, auf der ich Gärten sammle. Gärten aus aller Welt. So wie andere Bücher – was ich genau genommen auch tue und es schon zu einer beachtlichen Sammlung gebracht habe, vor allem, was Gartenbücher anbelangt –, Handtaschen oder Bilder sammeln, jage ich Gärten hinterher und wünsche mir eine so große Galerie an grünen Kunstwerken zusammentragen zu können, wie im Prado, dem Museumstempel in Madrid, hängen. Denn für mich ist jeder Garten ein spezielles Kunstwerk. Ganz egal, ob groß oder klein, bekannt oder unbekannt, privat oder öffentlich. Ein jeder Garten, ein jedes Gärtlein hat seinen eigenen Charakter, etwas ganz Besonderes, das für jeden Gartenflaneuer etwas anderes sein kann. Eine Art USP, wie man im Marketing sagt, ein Alleinstellungsmerkmal, das es lohnt, zu entdecken und herauszustreichen.

Als vor einiger Zeit ein neues Gartenbuch einer meiner Lieblingsautorinnen auf den Markt kam, hat mir mein Unterbewusstsein zugeflüstert, es sei an der rechten Zeit, aktiv zu werden. Dies sei der perfekte Moment, um mit der Autorin in Kontakt zu treten. In eigener Sache.

Dazu muss ich vorausschicken, dass ich aufgrund eines Kurzbesuches in der Türkei Feuer gefangen hatte, einen türkischen Garten in meine Weltgarten-Sammlung aufzunehmen. Ich wollte erfahren, wie es sich unter türkischer Sonne gärtnert und welche floralen Schätze es am Bosporus zu entdecken gäbe.

Besagte Schriftstellerin hat sich in ihren Büchern viel mit der Türkei befasst und die Idee lag nahe, einen Versuch zu wagen, über die Autorin einen Kontakt zur türkischen Gartenwelt herstellen zu können. Die Vision, einen solchen

Garten und seine Besonderheiten quasi aus erster Hand vorstellen zu können, hat mich derart beflügelt, dass ich sie ausfindig gemacht habe. Was ein Leichtes war, da ich wusste, dass sie in Altaussee lebt und dort einen Traumgarten bewirtschaftet. In dem sie auch ihre Bücher verfasst. So habe ich ihr einen Brief rund um mein Anliegen geschrieben. Ehrlich gesagt mit einem leichten Kribbeln im Bauch, denn es kam mir doch einen Hauch abenteuerlich vor, mit „meiner Schriftstellerin“ in Briefkontakt zu treten und im besten Fall knapp vor der Eroberung eines türkischen Gartens zu stehen.

Ich habe fast jedes ihrer Gartenbücher gelesen und kenne nahezu jeden ihrer Romane. Wenn man jemanden über einen so langen Zeitraum hinweg literarisch begleitet, wundert es auch nicht, wenn im Lauf der Zeit auch ein Bild dieser Person im Kopf entsteht. Weniger visuell, denn dieses ist ja schon besetzt, als von der Persönlichkeit her. Zusätzlich befeuert durch Lesungen und allgemeine Berichterstattung seitens der Medien, doch die Details entspringen dem eigenen Denken und dessen oft speziellen Vorstellungen.

Tief in meinem Inneren war ich davon überzeugt, dass die Autorin alle ihre Texte mit der Hand schriebe. Dabei sehe ich sie in ihrem Garten sitzen, zwischen Löwenmaul und Irisschwert, und ihre Gedanken zu Papier bringen. Warum handschriftliche Niederschriften, kann ich nicht begründen. Ich war fixiert auf die Idee, dass sie ihre Texte mit einer breiten Füllfeder auf strahlend weißes Leinenpapier schreibt. Wie es zu dieser Idee kam, ist mir bis heute ein Rätsel. Das Bild scheint mir offenbar selbst vorzüglich gefallen zu haben und so dürfte es zu dieser, in meinem Kopf entstandenen Verknüpfung gekommen sein.

Entsprechend dieser nicht verifizierten Annahme habe ich mich mit Schreibblock und Linienspiegel ausgestattet und meine Füllfeder mit grüner Tinte bis zum Anschlag befüllt. Warum die Wahl auf Grün fiel, war klar, wollte ich doch maximal symbolträchtig vorgehen, denn wir Gärtnerinnen sind einfach grünfixiert. Selbstverständlich wählte ich den Füller mit der breiten Feder, denn die Autorin hat sich meines Wissens nach ausgiebig mit Kalligrafie beschäftigt und schätzt daher garantiert einen, wie im Übrigen auch ich, breiten wie ausladenden Schriftzug. Dies vermutete ich und handelte entsprechend. Mein Zimmer für mich allein, meine winzige Schreibstube im Garten war ebenso bereit.

Nie hätte ich gedacht, dass es derart abenteuerlich sein kann, wieder einmal einen Brief zu schreiben. Der erste seit Langem und noch dazu mit der Hand. Was man weitaus öfter machen sollte, denn die Kunst, Briefe zu schreiben, ist in der Tat eine hohe wie genussvolle. Und kaum ein Platz, der dazu besser geeignet wäre, als der Garten. In den hereinbrechenden, frühen

Abendstunden, in einer kleinen Gartenlaube, geschützt vor den letzten Strahlen der intensiven Nachmittagssonne. Erfrischt durch einen selbst angesetzten Holunderblüten-Sirup oder Lavendelsaft, schreibt es sich fast wie von selbst.

Eine liebe Bekannte ist mir diesbezüglich seit jeher ein Vorbild, wenn es ums Briefeschreiben geht. Eine Meisterin dieser Disziplin, hat sie mir mit großer Begeisterung von ihren köstlichen Stunden des konzentrierten Schreibens an ihre Brieffreundin erzählt. An ihrem Sekretär. Keine kurzen Botschaften, keine Handvoll Zeilen, sondern lange, ausführliche Briefe, die sie mit der Hand zu schreiben pflegt. Über alle Belange des Lebens, die sie und ihre Schreibfreundin miteinander ausgetauscht haben und noch immer austauschen. Das ist so bezaubernd wie die traumhaft schönen Briefromane zweier Freundinnen, die ich früher verschlungen habe. An einen kunterbunten, in zwei Sprachen geführten, manchmal nah dem schriftlichen Kauderwelsch angesiedelten Gedankenaustausch zwischen Sprachtandem-Freundinnen. Aber auch an den literarischen Briefwechsel zweier Autoren, von denen zufällig einer Peter Handke ist. Ein weiteres Buch für meine Büchertasche, die einzige, die ich für einen Urlaub im Garten zu packen bereit bin. Wie ich im Zuge der Lektüre eines solchen Briefwechsels entdeckt habe, hat der Schriftsteller vor Jahren in meiner Straße gewohnt und von dort aus Briefe an seinen Kollegen und Freund Alfred Kolleritsch geschrieben. Der Beweis steht in meinem Regal, verewigt im Absender von Handkes Briefe. Da liest sich der Briefwechsel gleich noch einmal von einer ganz anderen Seite. Oder erinnert eben an die Korrespondenz zwischen einer begeisterten Leserin und einer Schriftstellerin.

Animiert durch diese Bilder im Kopf habe auch ich geschrieben. Zusätzlich angefeuert durch meine Freundin Susanne, ebenfalls eine jahrzehntelange treue Leserin und glühende Verehrerin derselben Autorin. Natürlich habe ich sie in meine Pläne eingeweiht und mich mit ihr vorab besprochen. Sie war es auch, die mir riet, meinem Schreiben doch ein Briefchen mit Blumensamen beizulegen. Denn, so meine Freundin, das würde der Autorin sicher gefallen. Hätte sie doch diese charmante Geste schon des Öfteren bei Lesungen erlebt, wenn entzückte Leserinnen im Anschluss an die Veranstaltung zum Signierpult eilten. Nicht nur mit dem für die Signatur geöffneten Buch in der Hand, sondern manchmal sogar mit einem kleinen Präsent für die Schriftstellerin, mit einem Päckchen Samen. Alte Sorten und Gemüseraritäten seien dabei gerade angesagt und ganz nach dem Geschmack unserer Autorin.

Letztlich sind aus meiner Anfrage überraschenderweise drei dicht beschriebene Blatt Papier, drei A4-Seiten geworden, die ich in meiner besten Sonntagsschrift zu Papier gebracht hatte. Was kein wirklicher Genuss war, denn in Wahrheit bin ich es einfach nicht mehr gewohnt, einen solchen Textumfang ohne Aussicht auf Korrektur zu verfassen.

Dann begann das große Warten. Eine im Nachhinein sehr anregende Zeit, während der meine Fantasie zur Höchstform auflief und sich einen Jux mit mir erlaubte. In den schillerndsten Farben stellte ich mir vor, gemeinsam mit der Schriftstellerin in ihrem Garten in Altaussee zu lustwandeln und zu parlieren. Zu fachsimpeln, über Iris, Pilze und Gemüse und was es sonst noch so alles gibt. Zwei Gartenflaneurinnen in angeregtem Gespräch ... Köstlich!

Die Tage verstrichen ereignislos, der Briefkasten blieb leer. Bis eines Nachts Antwort kam. Wie ich es mir nie hätte träumen lassen. Ich war gerade dabei, die letzten E-Mails des Tages durchzusehen, als es im elektronischen Kasten klingelte und eine Nachzügler-E-Mail aufgeregt hereinflatterte. E-Mail für mich, die Antwort war da!

Nicht auf handgeschöpftem Briefpapier, nicht in breiten Lettern, sondern in Times New Roman, Schriftgröße zwölf. Nicht per Post bei Tag, sondern per E-Mail mitten in der Nacht. Die Überraschung war groß und an dieser Stelle ein herzliches Dankeschön für Ihre Antwort, liebe Frau Barbara Frischmuth. Es war mir ein Vergnügen!

Wenn auch der türkische Weltgarten noch auf seine Eroberung wartet, habe ich unterwegs die Renaissance des Briefeschreibens sowie der schönen Kunst der Kalligrafie wieder neu für mich entdeckt. Direkt in den Höhen und Tiefen des Gartens, dort, wo die Kreativität zu Hause ist.

„Wo sind denn mein Stift und mein Papier?“, röchelt der Nachwuchs mit hörbar ausgetrockneter Kehle und klingt mittlerweile schon bedenklich mürbe von einer nicht enden wollenden Autofahrt bei einer gefühlten Innenraumtemperatur von vierzig Grad Celsius. Im Garten schaukelte er jetzt mit seinem Schreibwerkzeug in der einen und einem eiskalten Glas Zitronenlimonade in der anderen Hand in der Hängematte aus kühlem Leinen …

„Der Stift und das Papier“. Die Gelegenheit ist gut, denn dieses Buch, das davon erzählt, wie sich der damals 8-jährige Autor das Schreiben trotz aller Widerstände selbst beigebracht hat, wollte ich doch schon seit Langem lesen. Ich würde mir im Fall der belegten Hängematte eben den Liegestuhl und mein schickes Flamingo-Handtuch schnappen und es mir mit einem großen Meister der Worte, mit Hanns-Joseph Ortheil, bequem machen. Zuvor sogar ein zweites Mal in „Die

Erfindung des Lebens" schmökern, denn auch hier geht es um das Schreiben. Beide Romane lesen sich weg wie Butter und sind richtig motivierend, selbst zum Stift zu greifen. Oder natürlich in die Tasten zu hauen. Mit ihren knapp tausend Seiten sind beide Bücher zusammen ein urlaubsfüllendes Leseerlebnis. Und obwohl mir Speed Reading bestens bekannt ist, wende ich diese Methode des Schnelllesens hier nicht an.

Beim Speed Reading handelt es sich um eine Methode zum blitzschnellen Lesen von Texten, bei der die Lesegeschwindigkeit um ein Vielfaches erhöht werden kann. Ohne Informationsverlust. Aber gerade bei schönen Romanen pflüge ich bewusst konzentriert, wenngleich langsamer, dafür umso genussvoller durch die Seiten.

Weitaus interessanter erscheint mir in diesem Zusammenhang die Idee des Speed Writing. Hier geht es darum, seine Schreibgeschwindigkeit um ein Vielfaches zu steigern, sodass es geübte Speed Writer angeblich von schon beachtlichen zweitausend Wörtern auf zehntausend Wörter pro Tag bringen sollen. Beachtlich insofern, als dass beispielsweise Ernest Hemingway auf nicht mehr als tägliche fünfhundert Wörter gekommen ist, die Grande Dame des Crime, Patricia Highsmith, auf zweitausend und Michael Crichton auf sage und schreibe zehntausend Wörter. Pro Tag.

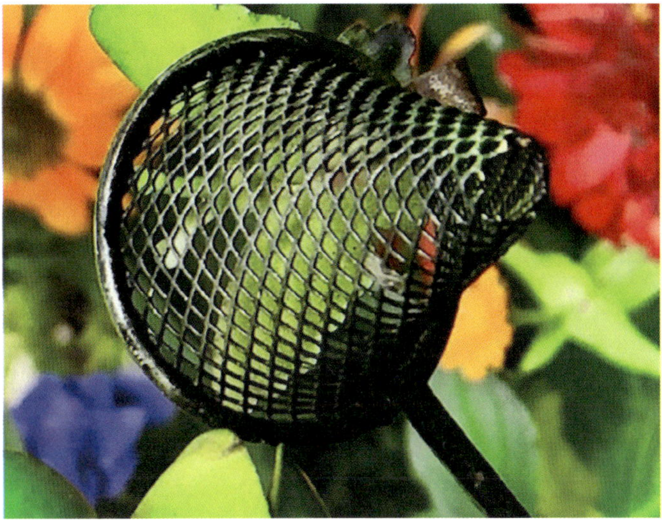

Da zieh ich mein Gartenhütchen, denn dieser rasante Schreib-Output könnte ja im besten Fall bedeuten, dass sich alle vorbeiziehenden Gedanken einfangen ließen. Ohne auch nur einen einzigen zu verlieren. Was tatsächlich eines der größten Probleme beim Schreiben ist: die verlorenen Gedanken, die einmal gedacht, doch niemals notiert, nie wieder zurückkehren. Schade um jeden einzelnen und völlig konträr zu den weggeworfenen Notizen. Stehen diese doch im Ruf, erst einmal im Mist gelandet, auch Mist gewesen zu sein. Und nachdem der erste Entwurf immer Mist ist, so Hemingway, kann ja nur was Besseres nachkommen.

Möblierter Garten

Den aufregenden Gedanken nachhängend, vielleicht auch bald schon täglich einige tausend Wörter schreiben zu können, sehe ich mich augenblicklich in meiner geliebten Lese- und Schreibstube im Garten sitzen und auf Inspiration warten. Ein idealer Ort für derlei Gedanken, meine selbst angelegte Garten-Longue. Ein himmlisches Plätzchen, mein möblierter Gartenraum, der mit einem kleinen Gartenset, bestehend aus Tischchen und zwei Stühlen im urigen Shabby Chic-Look auskommt. Zudem schon in die Jahre gekommen, ist es auch mehr Shabby als chic.

Mein Baldachin ist ein alter, knorriger wie gefährlicher, da überaus angriffslustiger Weißdorn, der bei der geringsten Unachtsamkeit selbst der Gärtnerin mit seinen spitzen Dornen erbarmungslos Schmerz zufügt. Andererseits aber auch großzügig Schutz und Unterschlupf bietet, so es mir gelungen ist, ohne nennenswerte Blessuren zum Sitzplatz zu kommen. Eingebettet zwischen Rhododendren, Rosen und einem weiß blühenden chinesischen Hartriegel auf der einen Seite, sichtgeschützt von einer wild wuchernden Harlekinweide mit weiß panaschierten Blättern auf der anderen Seite, die dafür sorgt, dass mir niemand unbemerkt beim Schreiben über die Schulter späht.

Meine Outdoor-Schreibstube ist zwar nicht wetterfest und empfiehlt sich auch nicht bei strömendem Regen, aber gut bedacht mit einem kompakten Schirm würde ich vielleicht bei Nieselregen noch ein wenig verweilen. Dass es manchmal weiße Blüten von oben regnet, ist eine andere Geschichte.

An diesem inspirierenden Ort schreibe auch ich immer mit der Hand, was bei seitenlangen Notizen durchaus kniffelig sein kann. Wie beim Briefschreiben eben auch. Sind wir es doch eher gewohnt, in die Tastatur zu hämmern. Geht dann jedoch der Textumfang über den einer Wochenend-Einkaufsliste hinaus, kann es schon zu Überraschungen kommen. Kritzeleien und querblatt Randnotizen sind Tor und Tür geöffnet. Sehr kreativ und ein Glückspilz ist derjenige, der die Krakelei am Ende auch wieder dechiffrieren kann.

An einem solchen besonderen Ort, der in meiner Fantasie einer Kraftquelle gleicht, fließt die Energie ungehindert und ungebremst, beflügelt und motiviert, einfach drauf los zu schreiben. So sehr, als würden das Gezwitscher der Vögel und das Gebrumme der Hummeln wie ein startender Schiffsmotor den Schreibprozess noch zusätzlich auf Touren bringen. An energiegeladenen Tagen stört dann nicht einmal mehr das metallische Geklapper der aggressiven Rasenmäher in den Nachbargärten. Und ein Gutes hat das auch für mich, denn am Ende dieser hyperaktiven

Mähereien werde ich zumindest mit dem köstlichen Duft frisch geschnittenen Grases für den erduldeten Lärm entschädigt.

Doch ob aggressive Mäher mit ihren Geräten klimpern, ein Bienenschwarm im Baum summt oder die Bäume im Wind quietschen, die Geräuschkulisse im Gartentheater ist immer on Air. Es wird durchgehend gesendet.

Was könnte es also Schöneres geben, als im Gartenurlaub genüsslich seine Gedanken einzufangen und zu sammeln, um sie zum Leben zu erwecken. Auch wenn wir erkennen müssen, dass wir zwischen Schreiblust und Schreibflow gefangen sind. Dass sich Grenzen plötzlich zu verschieben beginnen und der Text den Schreiber frisst, war nicht vorhergesehen. Dass der Text zum Monster mutiert, das uns in seinen Klauen gefangen hält, so wie das Gartenmonster seine Gärtner mit Haut und Haaren verschlingt, ebenso wenig. Was den Schluss zulässt, dass es beim Schreiben wie im Garten zugeht. Denn kaum haben wir ein paar Worte sinnvoll aneinandergereiht, ein paar Zeilen Text produziert, darf's gleich etwas mehr sein. Ein kleines Gedicht, eine Kurzgeschichte, ein Roman, ein Bestseller. Kaum haben wir ein zartes Blümchen gepflanzt, wollen wir mehr: Rosen und Tulpen, Ahorn und Gingko, Anemonen und Sonnenblumen. Am Ende des Tages träumen von blühenden Beeten rund ums Jahr, am liebsten dreihundertfünfundsechzig Tage lang.

Und schon ist es passiert: Der Garten frisst seine Gärtnerinnen. Ohne Rücksicht auf Urlaub und sonstige kreative Auszeiten. Einer muss ja schließlich nach dem Rechten sehen und gießen! Der Garten manipuliert, packt uns am Kragen und lässt nie mehr locker. Und wir fühlen uns insgeheim dabei auch noch geschmeichelt! Dem Garten geht's gut, denn er hat leichtes Spiel mit uns, wickelt uns nach Strich und Faden um den kleinen Finger und wir lassen es mit verklärtem Gärtnerinnenblick geschehen.

Zur blauen Stunde

Den Urlaub schreibend zu verbringen, hat noch einen besonders netten Nebenaspekt. Denn was wäre Schreiben, ohne zu lesen? Wer schreibt, muss lesen, andere Welten entdecken und braucht Abstand vom eigenen Text. So wird Ihr Urlaub gleich noch um einen weiteren Programmpunkt ergänzt: die mundende Pflicht gemütlicher abendlicher Lesestunden im nicht zur Ruhe kommenden Garten. Einen besseren Tagesausklang, dann, wenn die Frösche quaken, die Grillen zirpen und der Igel sich schnaufend durchs Dickicht vorbeischnauft, kann man sich gar nicht wünschen. Zur Stunde zwischen Hund und Wolf, tra cane e lupo, wie die Italiener den Zeitpunkt der Dämmerung nennen, die den

Übergang zwischen Vergehendem und Neuem bezeichnet. Die köstliche, wenn auch nur kurze Zeit knapp vor Sonnenuntergang und dem Einbruch der Nacht, in der Farben und Kontraste langsam zu schwinden beginnen und Welt und Garten in ein magisches, blaues Licht eintauchen. Die blaue Stunde.

Bei der Gelegenheit könnte ich ja ein paar Urlaubsgrüße von zuhause an Freunde in aller Welt schicken. Ganz altmodisch, per Postkarte, per Brief. Wobei ich von der Brieftaube abraten würde. Je nach Jahreszeit sogar mit selbstgemachter Tinte. Selbst geschöpft vom Schopftintling, dem Wunderpilz aus dem Garten. Denn Garten macht nicht nur glücklich, sondern überrascht auch in einem fort.

Schwarzmalereien

Die spannendsten Gartengeschichten erlebt man oft rein zufällig. So wie es mir mit einem mir Unbekannten ergangen ist, den ich anscheinend jahrelang nicht gesehen oder beachtet hatte. Jedenfalls nicht bewusst. Der scheinbar über Nacht im Garten stand. Ich dürfte ihn offensichtlich wie die nackte Glühbirne behandelt haben, die traurig und vergessen und irgendwann auch dauerhaft unbeachtet von der Küchendecke baumelt. Geduldig darauf wartet, vielleicht eines Tages doch noch einen schicken Lampenschirm zu bekommen. Doch wie das Schicksal so will, sieht man die Birne im Alltag nicht mehr und dieser droht das Los der ewigen Unsichtbarkeit. Bis eines Tages lieber Besuch ins Haus schneit und überrascht fragt, ob denn ein Umzug ins Haus stünde …

Wie der Glühbirne in der Küche, so erging es auch dem Schopftintling im Garten. Präsent und doch unsichtbar. Von Haus aus nicht besonders pilzaffin, bin ich logischerweise auch nicht unbedingt eine Pilzexpertin und kenne daher nicht viele Pilze. Weder von ihrem Aussehen her noch beim Namen. Mit Ausnahme des Fliegenpilzes, der mir aus meinen Naturmagazinen geläufig ist. Eierschwammerl und Champignons lassen sich gerade noch identifizieren, manchmal sogar konsumieren, vorzugsweise die ersteren. Doch dann ist es auch schon aus mit der Pilzbestimmung.

Auf den Teller kommen sie im Alltag leider auch nur äußerst selten, da seit jeher familiäre Voreingenommenheit dem Pilz, insbesondere dem Speisepilz gegenüber an der Tagesordnung ist und ein Umdenken aller Wahrscheinlichkeit nach nicht stattfinden wird. Jedenfalls nicht in absehbarer Zeit. Diesem Umstand Rechnung tragend, ist es mir somit beinahe unmöglich, ein Pilzgericht zuzubereiten, ohne meine sensiblen Nasen unnötig in Bedrängnis zu bringen. Obwohl Schopftintling auf Ofenkartoffeln mit knuspriger Parmesankruste äußerst verlockend klingt.

Doch der Pilz ist vielseitig, und wenn er schon nicht zum kulinarischen Gedicht werden darf, dann lässt sich doch eines mit ihm schreiben. Mit der Tinte meiner Pilzköpfe.

Wie aber sieht solch ein Tintling aus? So unscheinbar, dass man ihn übersieht? Jungpilze erkennt man daran, dass sie anfänglich ausschauen wie Spargelspitzen. Etwas korpulenter vielleicht und mit einem kleinen Bäuchlein. Die Pilze wachsen wild im Garten, auf Wiesen und in Wäldern.

Entdeckt man junge Schopftintlinge, müssen diese so schnell wie möglich verarbeitet werden, da sie sich innerhalb kürzester Zeit auflösen und regelrecht zu tropfen beginnen. Die Aussicht auf ein köstliches Gericht schwindet dabei von Tropfen zu Tropfen, denn die Pilze verwandeln sich in eine farbintensive Flüssigkeit und werden zu Tinte. Daher wird man Schopftintlinge auch vergeblich am Markt oder im Laden suchen, denn das Risiko, eine schwarze Brühe statt eines stattlichen Pilzes feilbieten zu müssen, ist definitiv zu groß. So kommen nur die Jungen ins Töpfchen und die Alten landen im Tintenfass.

Um sich nun die Verwandlung des Pilzes zunutze zu machen und selbst ein Fass Tinte herzustellen, sammelt man ein paar ältere Exemplare, die sich nicht mehr dazu eignen, via Kochtopf auf den Teller zu wandern. Der Pilz wird dazu in der Mitte von oben bis unten durchgeschnitten und man sieht sofort, ob er noch genießbar ist. Schimmert

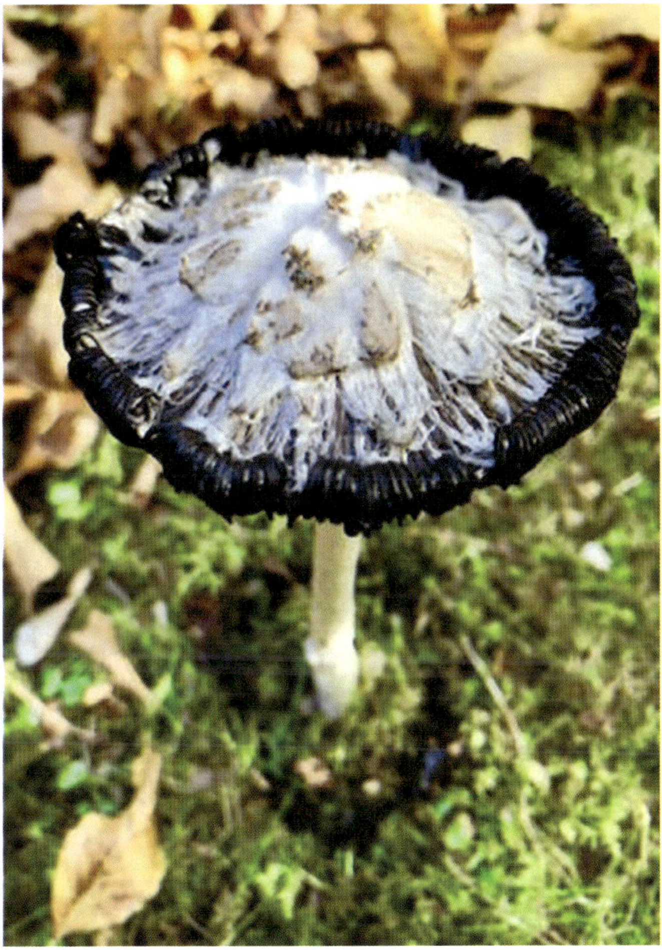

Schopftintling. Schwarze Flüssigkeit tropft auf den Boden.

er schon rosa, sollte er nicht mehr gegessen werden. Dann ist es vorbei mit der Schlemmerei und der Pilz darf ins Tintenfass.

Für die Tintenproduktion wird der Stil entfernt und der halbierte Pilz in ein Glas gestellt. Daraufhin kann man beobachten, wie er beginnt, sich aufzulösen. Der Hut zerfließt im Glas. Schon habe ich Tinte aus dem eigenen Garten. Die schwarze Sauce vom Tintling wird portioniert und in kleinen Gläsern mit Schraubverschluss in der Tiefkühltruhe aufbewahrt. Für eine weniger strenge Geruchsnote und zur besseren Haltbarkeit kann man zuvor noch jeder Portion Tinte ein paar Tropfen Nelkenöl beigeben.

Seit ich diese Pilze im Garten für mich entdeckt habe, gönne ich mir diesen kleinen, feinen Luxus, mit Tinte aus dem eigenen Garten zu schreiben. Man gönnt sich ja sonst nichts. Überdies sehen Grafiken und Skizzen in Schopftintling-Tinte ganz vortrefflich aus.

Der schwarze Asphalt schmilzt unter der Sonne, aus dem Autoradio dudelt „The long and winded road". Mir ist schon etwas blümerant von den vielen Kurven und ich stelle mir die Sinnfrage, ob diese Reise in den Süden jemals ein Ende nehmen wird …

Gärtnern

Ebenfalls kein Ende in Sicht ist beim Gärtnern, denn ein Garten ist tatsächlich niemals fertig. Maximal seine darin werkende Gärtnerin. Fix und fertig. Denn es gibt immer etwas zu tun und so ein gepflegter wie genüsslicher Gartenurlaub ist einfach großartig und ideal, um unseren Liebsten einmal so richtig nach Herzenslust von oben bis unten unter die Lupe zu nehmen und umzugraben. Umzubauen, dass kein Stein mehr auf dem anderen bleibt. Denn warum sollten wir unsere Finger vom Garten lassen, wenn doch er allein der Grund ist, sich für einen Urlaub zuhause zu entscheiden? Wir Gartenkünstlerinnen können doch nie genug von ihm bekommen und könnten wieder einmal zu Hochtouren auflaufen, sodass die Energie in Strömen fließt. Was für ein Hochgenuss!

Die totale Energie mit Feng-Shui im Garten

Die Harmonielehre Feng-Shui kommt aus dem Chinesischen und bedeutet so viel wie Wind und Wasser. Ziel dieser Lehre ist es, auf den Garten bezogen, diesen so zu gestalten, dass das Chi, die

Energie ungehindert fließen kann und sich ihr keine Blockaden in den Weg stellen. Durch gezielte Eingriffe in den Garten wird Unschönes ausgerissen und entfernt und so das Chi angezogen. Im Mittelpunkt steht die Ausgewogenheit der Kräfte und so wird versucht, Gegenpole auszugleichen. Dicht bewachsenen Gartenbereichen sollen offene Bereiche gegenüberstehen, helle und dunkle Ecken ausgewogen sein und runde und eckige Stellen und Wege sollten die Balance halten.

Die fernöstliche Gartengestaltung ist zeitlos und schön, und wer Lust auf frischen Wind und viel neue Energie im und aus dem Garten hat, wird große Freude mit Feng-Shui haben. Eine atemberaubende Vorstellung, seinen Garten nach der jahrtausendealten Lehre des Feng-Shui auszurichten und dabei gleichzeitig sein eigenes Leben aufzuschütteln und auszubeuteln wie Frau Holle ihre Betten. Für Durchzug zu sorgen und so alle Bereiche mit neuer Kraft und Energie aufzufüllen. Klingt magisch, ist es auch ein bisschen.

9 Zonen als Spiegel unseres Lebens

Im Feng-Shui dreht sich alles um Energie. Um diese aufzuspüren und dingfest zu machen, bedient man sich eines sehr nützlichen Planes, einer Art Landkarte, auf der neun Zonen verzeichnet sind, die Bagua-Zonen, die unser Leben spiegeln.

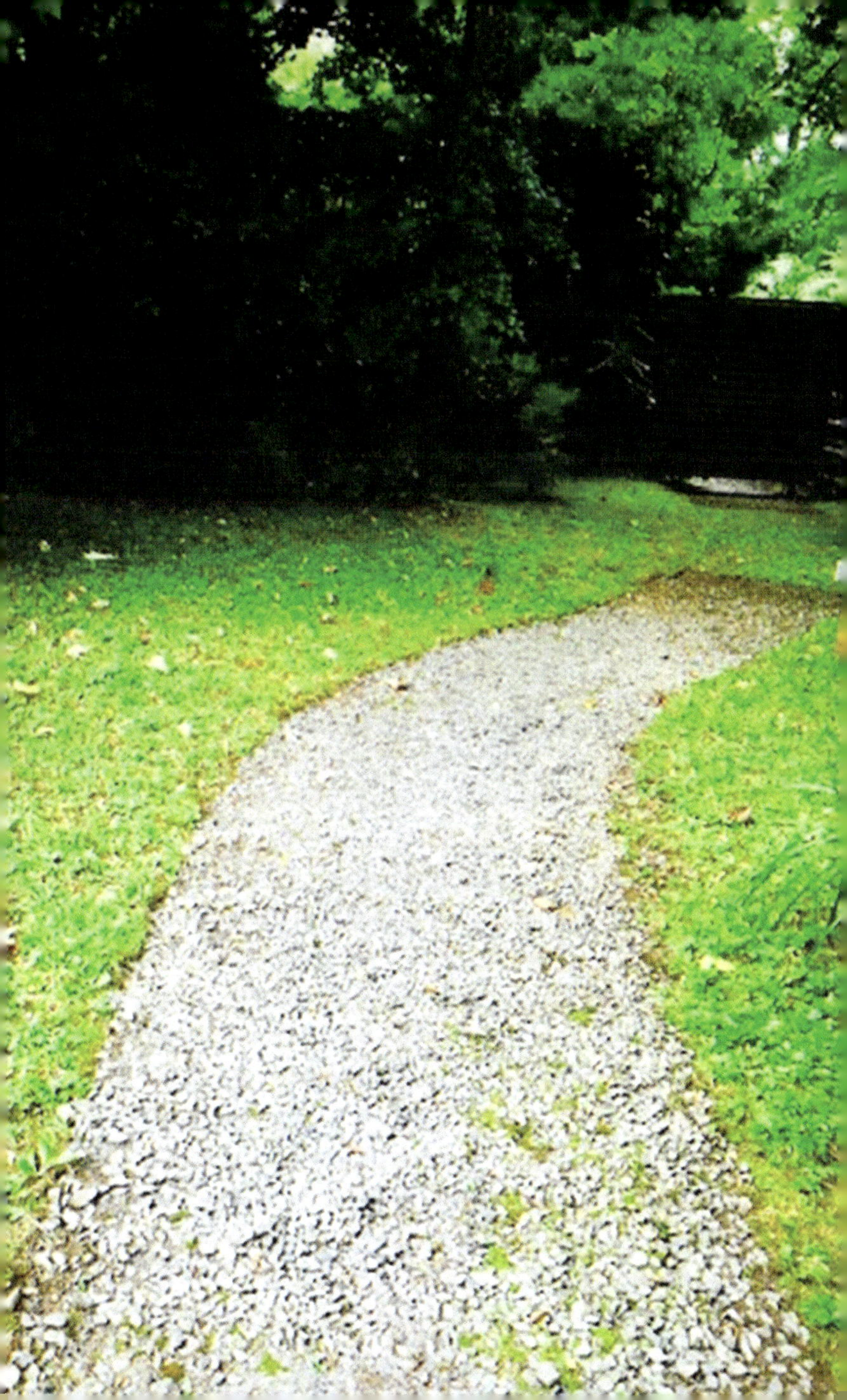

Es handelt sich dabei um die Lebensbereiche: Reichtum, Ansehen, Partnerschaft und Beziehungen, Gesundheit, Kinder und Kreativität, Wissen und Weisheit, Beruf und Karriere, hilfreiche Freunde und Thai Chi, das Zentrum des Chi, der Energie.

Die fünf Elemente

Diesen Zonen wiederum sind die Himmelsrichtungen, Farben und die fünf Elemente zugeordnet: Holz (Osten), Feuer (Süden), Metall (Westen), Wasser (Norden), Erde (Nordosten & Südwesten). Alles zusammen ergibt eine Art Energiekompass, der uns hilft, Energieblockaden zu erkennen und aufzulösen sowie frische Energie in unser Leben, in unseren Garten zu bringen. Bereich für Bereich, innen und außen. Die äußere Welt in Ordnung zu bringen, sodass es auch in der inneren Welt zu positiven Veränderungen kommt.

Dieser 9-Zonen-Plan wird über den Garten „gelegt“ und die eigene Vermessung der Welt, die des Gartens, kann beginnen. Jetzt kann Zone für Zone geprüft und, wenn nötig, eingegriffen und korrigiert werden. Entrümpelt, umgesetzt, neu gepflanzt werden.

Mein Weg zu Feng-Shui

Wenn ich mich an meinen ersten Thai Chi-Kurs zurückerinnere, fällt es mir heute wie Schuppen von den Augen, um was es damals ging. Beinahe höre ich noch heute die Worte der Meisterin im Ohr: „Catch the ball“. Gemeint war natürlich,

die Energie = the ball = das Chi

zu fangen und zu halten. Im Zentrum. Thai Chi. Diese aufregende Parallele zu Feng-Shui lässt mich an Meridiane, die Energiezentren im menschlichen Körper, denken. Denn auch dort gilt das gleiche Prinzip des Energieflusses. Kaum herrscht irgendwo im Körper ein Ungleichgewicht, eine Blockade vor, gerät das gesamte Gefüge aus der Balance, sodass unbedingt rasch für Abhilfe gesorgt werden sollte.

Um ein besseres Gefühl für Feng-Shui zu bekommen und mich für die praktische Umsetzung ein wenig fit zu machen, habe ich mich vor einiger Zeit mit Tatjana Sprenger unterhalten, die sich intensiv mit der Umsetzung von Feng-Shui in ihrem eigenen Garten beschäftigt hat.

Energie-Flow mit Feng-Shui im Garten

Wie würdest du Feng-Shui beschreiben?

Feng-Shui ist übersetzt: Wasser und Wind. Das Ziel ist Harmonie, und Harmonie ist gleich Wohlbehagen. Eine Harmonielehre aus China. Der Mensch soll mit seiner Umgebung harmonisiert werden und dies soll durch eine besondere Gestaltung der Lebensräume erreicht werden.

Welchen Zugang hast du zu Feng-Shui?

Mich interessiert die Gartengestaltung im Bereich Feng-Shui. Hier kann man unheimlich viel verändern, muss es aber nicht. Nur so viel, wie man möchte und es einem möglich ist.

Hast du deinen eigenen Garten vollständig nach der Lehre von Feng-Shui ausgerichtet?

Nein, das ist nur bei einer kompletten Neuanlage des Gartens möglich. Aber ich schaue hin und wieder in der einen oder anderen Ecke, ob irgendwas rumliegt, was man aufräumen kann. Ob die Deko schon schief ist und solche Sachen, was ja nach dem Winter öfter der Fall ist. Meine Beete habe ich etwas kurvenreicher gemacht und ab und zu schaue ich, wo ein neues Pflänzchen nach Feng-Shui am besten hinpassen würde.

Natürlich vergesse ich das Thema dann wieder für einige Zeit und pflanze dorthin, wo es passt. Man sollte es nicht zu ernst nehmen.

Kann man aus jedem Garten einen Feng-Shui-Garten machen?

Ja, kann man. Solange man das Thema nicht zu ernst nimmt und denkt, man müsse alles komplett umändern. Es reicht aus, in der Ecke, in der man ein paar Gartensachen gestapelt hat, mal etwas aufzuräumen oder die Deko anders hinzustellen.

Kann ich auch meinen Balkon, meine Terrasse nach Feng-Shui bepflanzen?

Hier geht es sogar recht einfach, weil Töpfe schnell umgestellt sind. Auf meinem Blog ist eine Liste mit Pflanzen für jede Himmelsrichtung. Man kann auch nach Farbe ordnen. Oder einen kleinen Wasserbrunnen aufstellen. Alleine das Plätschern des Wassers wirkt beruhigend.

Was denkst du über Gärtnerintuition?

Die kann vorhanden sein. Mir passiert es ab und zu, dass ich nach einer Weile mal wieder in mein Feng-Shui-Buch schaue und sehe, dass ich den weißen Phlox unbewusst an die richtige Stelle gesetzt habe.

Welche Bedeutung üben die fünf Elemente auf die Gartengestaltung aus?

Für jedes der fünf Elemente Holz (Osten), Feuer (Süden), Metall (Westen), Wasser (Norden), Erde (Nordosten & Südwesten) kann man bestimmte Pflanzen und Dekoartikel einsetzen. Zum Beispiel steht der Südwesten (Erde) für die Partnerschaft. Hier kann man zwei gleiche Dekogegenstände aufstellen. Der Westen steht für Kinder. Wenn man welche hat, passt dort ein Sandkasten ganz gut hin. Ich muss aber auch immer wieder in meine Liste schauen, da ich es sonst vergesse, was wo am besten platziert werden kann.

Spielen Sonne und Schatten eine Rolle im Feng-Shui?

Nicht, dass ich wüsste. Wenn doch, soll man mich aufklären (lacht).

Was macht man, wenn man es mit schwierigem Gelände zu tun hat und sich kaum Gartenräume einrichten lassen?

Es gibt immer Alternativen und tolle Bücher, in denen man viele Möglichkeiten entdecken kann. Ich glaube, für jedes Problem gibt es eine Lösung im Feng-Shui. Aber man sollte es, wie gesagt, nicht zu genau nehmen. Es reicht, wenn man ein klein bisschen was ändert und nach einiger Zeit wieder etwas.

Im Feng-Shui spielt das Zentrum (Thai Chi) die Hauptrolle. Und es heißt, das Zentrum soll frei bleiben. Was, wenn es sich ein kleiner Baum ausgerechnet mitten im Zentrum des Gartens gemütlich gemacht hat? Umpflanzen?

Ein kleiner Baum macht meiner Meinung nach nichts, ich würde mich eher darüber freuen. Wichtig ist, dass in einem kleinen Teil des Zentrums (Mitte) ein wenig Rasen steht. Dort kann sich das Auge ausruhen und Grün beruhigt. Bitte nichts Großes umpflanzen, damit schadet man mehr, als es nützt. Lieber noch etwas Mittelgroßes dazu pflanzen, damit der Übergang fließend ist.

Wie sieht dein idealer Feng-Shui-Garten aus?

In der Mitte beruhigendes Rasengrün (kein englischer Rasen), die Beete und Wege wellenförmig angelegt und ein plätschernder, kleiner Springbrunnen an der richtigen Stelle (zum Beispiel Südosten). Dazu eine gemütliche Sitzecke im Nordosten und ein Gartentor, das mit vielen blühenden Pflanzen bepflanzt ist und jeden willkommen heißt.

Hast du abschließend noch einen besonderen Tipp, wie man am besten beginnen könnte, seinen Garten nach Feng-Shui auszurichten?

Das ist von Garten zu Garten unterschiedlich. Als Erstes würde ich beginnen, Unrat wegzuräumen. Fast jeder hat in seinem Garten ein Eckchen, das nicht aufgeräumt ist. Schau dich um, laufe durch den Garten und sehe alles genau an. Dann kann man die Deko recht einfach umsetzen. Bei neuen Pflanzen kann man nach Feng-Shui pflanzen, alte würde ich lieber an ihrem Standort belassen, außer, sie kümmern vor sich hin. Wenn es möglich ist, kann man die Beete etwas runder formen. Mehr würde ich anfangs nicht umändern. Das reicht auch schon vollkommen.

Ein schöner Weg zum Gartenglück

Eine bekannte Gärtnerin, die Feng-Shui nicht nur im Garten, sondern auch in ihrem Wohnraum praktiziert, hat mir ihren Trick zum Glück verraten. Eine im wahrsten Sinne des Wortes wertvolle Methode, mit deren Hilfe man Reichtum und Wohlstand in sein Leben holen kann. Fast automatisch anzieht, meinte sie, sofern gewisse Voraussetzungen erfüllt sind. Selbstverständlich wollte ich es auf einen Versuch, wenn auch im

Haus ankommen lassen. Dazu habe ich ein paar Geldmünzen, Scheine und etwas Schmuck in die Hand genommen und alles im hintersten, linken Winkel meines Arbeitszimmers deponiert. Geld und Geschmeide ruhten seit damals an dieser Stelle und ich habe die Angelegenheit auf sich beruhen lassen. Man kann es auch getrost vergessen, denn der Gedanke rund um den herbeigesehnten Wohlstand beginnt sich ab der ersten Sekunde zu materialisieren. Und, so meine Feng-Shui-Fachfrau weiter, auch die Energie gerät in Fluss. Ich hingegen bin in eine kleine Verlegenheit geraten, als eines Tages die Heizung in diesem Raum gewartet werden musste und ich gedanklich der alternativen Energie näher als dem energetischen Schatz war. Der Monteur indes traute seinen Augen nicht und hatte womöglich ernsthaft geglaubt, eine kleine Goldgrube entdeckt zu haben. Somit ist diese Methode, Wohlstand anzuziehen und dazu Geld und Gold ins Gras zu legen, eher weniger für den Garten geeignet. Man denke nur an die diebischen Elstern, deren Treiben Tor und Tür geöffnet wäre.

365 Tage Gartenglück

Offene Türen hingegen rennt die schon lange in meinem Kopf herumgeisternde Idee ein, einen

Garten zu gestalten, der dreihundertfünfundsechzig Tage im Jahr ein blühendes Kunstwerk gibt. Ich träume von einem Garten, in dem immer etwas blüht.

Bisher habe ich mir mit einem kleinen Trick notdürftig beholfen, nur war das Ergebnis noch nicht so nachhaltig, wie ich es mir wünschen würde. Denn ist Not an der Pflanze, fahre ich mit dem größten Vergnügen in Richtung Pflanzenmarkt oder Gärtnerei. Ich hole mir dort den fehlenden Farbtupfer, der meine schütter gewordene gärtnerische Komposition wieder neu belebt und farblich und gestalterisch kunstvoll abrundet. Derart ausgerüstet bin ich dann wieder bis zum nächsten Engpass aus dem Schneider. Doch die wahre Challenge liegt natürlich darin, den Garten so weit zu bringen, dass er das alles selbst in die Hand nimmt und ohne mein Zutun erledigt. Aus eigenen Stücken rund ums Jahr blüht.

Ich träume davon, ihn so anzulegen, dass er sich selbst organisiert. Will ihm nur helfen, selbst in die Gänge zu kommen. So wie auch Maria Montessori es machen würde. Ihn nur so viel unterstützen wie nötig und so wenig wie möglich. Maria Montessori entdeckte in jungen Jahren ihre Liebe zum Lernen. Trotz zahlreicher Widrigkeiten, die sie alle hartnäckig und konsequent aus dem Weg räumte, gelang es ihr, ihren Traum Wirklichkeit werden zu lassen. Sie wurde Italiens erste Ärztin, doch widmete sie sich in Folge mit vollem Engagement der Pädagogik. Heute kennen wir die Montessori-Pädagogik aus unseren Kindergärten und Schulen, die nach ihrem Vorbild die ihnen anvertrauten Kinder in ihrer ganzen Persönlichkeit annehmen und ihnen auf dem Weg zu Eigenverantwortung und Selbstständigkeit hilfreich zur Seite stehen. Das Plädoyer der Maria Montessori lautete dabei: „Hilf mir, es selbst zu tun."

Und genau dieses wirkungsvolle Konzept versuche ich, auf meinen Garten umzulegen, ihm dort unter die Arme zu greifen, wo er etwas Unterstützung gut gebrauchen kann, jedoch ohne in sein ureigenstes System einzugreifen. Gerade aktuell wird es zunehmend wichtiger, ihm zu helfen, sich an die neuen Gegebenheiten wie zunehmende Trockenheit und steigende Temperaturen anzupassen. Nicht, weil ich damit liebäugle, in Zukunft im Sommer doch wieder mit gutem Gewissen zu verreisen und ihn sich selbst zu überlassen, sondern vielmehr, um noch mehr Zeit zu haben, ihn zu genießen. Einen ersten Schritt in diese Richtung bin ich schon gegangen, als ich mir vornahm, mehr Gräser zu pflanzen. Das Pampasgras hat sich bereits als ein guter Griff erwiesen, ist robust, trockenheitstolerant und sieht das ganze Jahr über attraktiv aus. Daneben stehen noch einige bunte Gräser auf meiner Liste, mit denen ich einen Steinplattenweg begonnen habe, einzufassen. Ein dynamischer Anblick, meine vielfarbigen Wedel.

„Frag doch nicht dauernd so blöde Sachen", höre ich die Jugend munter zanken.

Auch ich stelle mir ab und zu die Frage nach dem idealen Garten. Was wäre, wenn ich einen Gartenwunsch frei hätte? Welchen Gartentyp würde ich mir wünschen? Einen verschwenderisch duftenden und üppig blühenden Rosengarten, ein Schmetterlingsparadies mit Tausenden zarten roten Mohnblumen, voll von weißen Margeriten und übersät mit blauen Kornblumen? Oder doch lieber etwas Gepflegteres, einen Garten mit einem mit der Nagelschere getrimmten englischen Rasen? Oder eben einen, der sich weitgehend selbst reguliert? Die Antwort kann täglich anders ausfallen, je nach Gemütszustand der Gärtnerin. Doch eines ist gewiss, die Lust auf dreihundertfünfundsechzig Tage Gartenglück ist riesengroß.

Im Grunde genommen sind wir Gärtnerinnen nichts anderes als Gartenkünstlerinnen, Gartenmalerinnen, die ihrem Garten sein Thema liefern, seine Farben aussuchen, ihm ihren Stil verpassen und ihn am Ende des Tages signieren. Dabei sind unsere Ideen nur der erste Pinselstrich auf dem Weg zu einem neuen Bild im Gesamtkunstwerk. Die Farben brauchen Raum, bis sie beginnen, sich

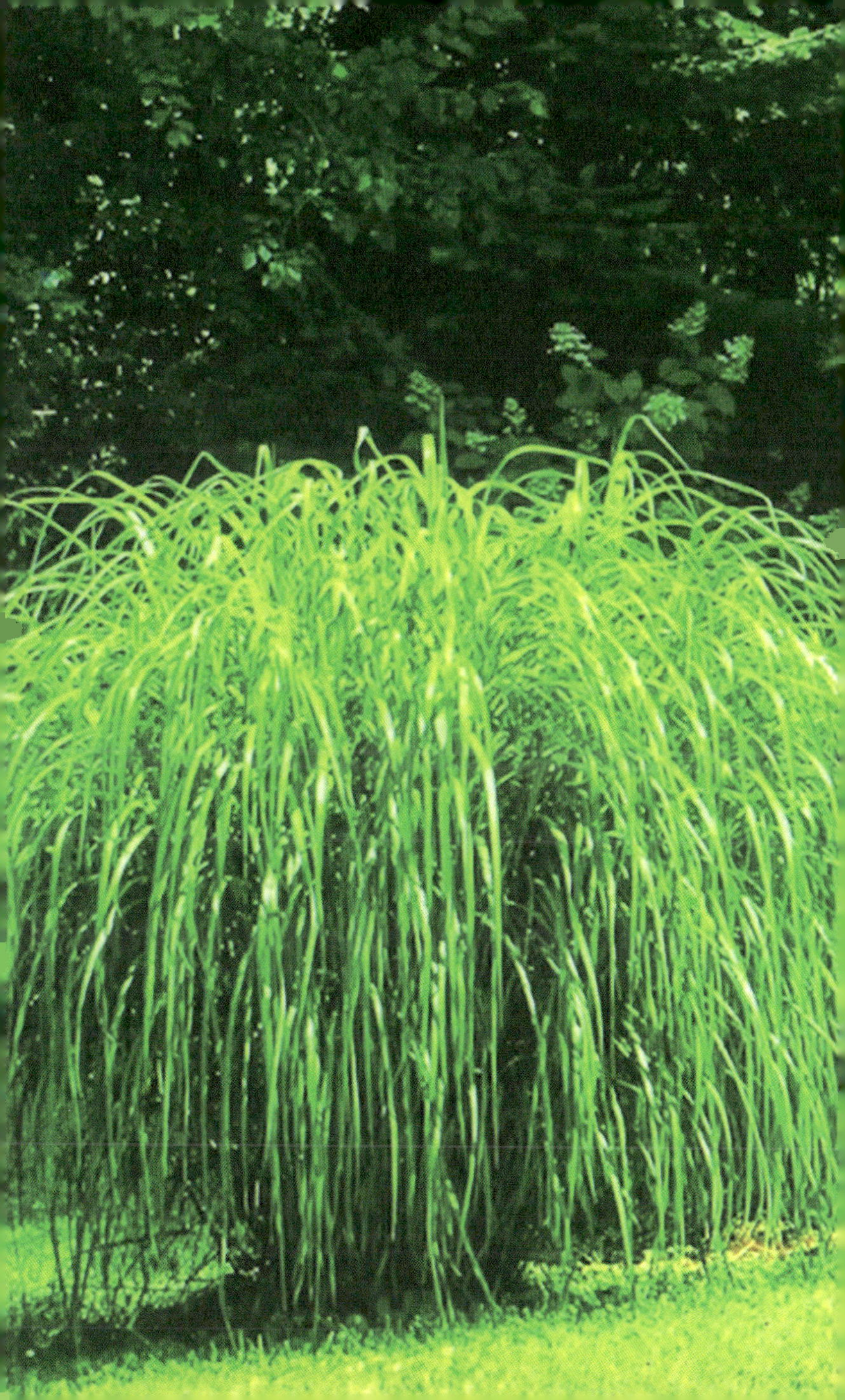

miteinander zu vermischen, sich aneinander anzupassen und daraus neue Bilder entstehen zu lassen. Wem ein solches florales Meisterwerk, ein solch genialer wie blumiger Schachzug gelingt, dem wird etwas blühen. Mit wechselhaftem Anblick, denn der Garten ist ein lebendiges Geschöpf, das sich ständig verändert und seinen eigenen Gesetzen folgt. Es gibt kein Richtig und kein Falsch, der Cocktail muss der Gärtnerin schmecken, so wie der Wurm dem Fisch und nicht dem Angler.

Abschied von der Perfektion

Um völlig entspannt im Garten zu urlauben und die Sommerfrische im eigenen Grün so richtig zu genießen, kann man sich mit ein paar kleinen, jedoch wirkungsvollen Tricks, die sich sofort umsetzen lassen, die wertvollen Tage im Garten versüßen und auf der Zunge zergehen lassen. Wie einen riesigen Berg Schlagsahne auf frisch gepflückten Erdbeeren. Sogar oder gerade, wenn der Garten während des Urlaubs zu entgleiten droht.

Dabei hat es sich bewährt, das Kunstwerk oder die Gartenarbeit, wie manche noch dazu sagen, in kleine Portionen aufzuteilen. Wie ein gutes Lernprogramm und damit ebenso beherzt wie lustvoll zu spielen. Denn für uns Gärtnerinnen gibt es doch nichts Schöneres, als Gartenkunst zu erschaffen. Weil wir gar nicht anders können.

Selbst wenn kurzfristig improvisiert werden muss, um dem Kunstwerk einen hübschen Rahmen zu verpassen. Denn genau dieser Rahmen lässt uns im Inneren ruhen, zwischen Liegestuhl und Rosenschere entspannen und verschafft uns Raum, uns auch anderen Dingen zuzuwenden. Daher wird als Erstes einmal das gesamte Ambiente auf Hochglanz poliert. Denn Blumen machen dem Garten und der Gärtnerin formidable Laune.

Schöner Rahmen macht Lust auf mehr

Immer wieder kommt es vor, dass gerade wenig blüht. Außer natürlich Unkraut, und das in rauen Mengen. An Tagen wie diesen denke ich mir das Unkraut schön. Lasse es blühen und mache es zu dem, was es für viele Naturfreunde schon ist: zu appetitlichen und gesunden Wildkräutern. Der Rest, der bleiben darf, kann durchaus auch zu einem harmonischen Gartenbild beitragen. Mein Garten versucht sich immer wieder, in einen weißen Garten zu verwandeln, zieht alle Register und täuscht listig mithilfe blühenden Giersches üppige Gartenblüte vor. Wer dieser List nicht auf den Leim gehen will, pflanzt Buntes nach und schon kehrt wieder frischer Wind in den Garten ein und zurück ist auch ein rosiger Hauch auf den vor Schreck erblassten Wangen der Gärtnerin.

Wenn Wind und Wetter unseren Pflanzen übel mitspielen und diese in die Knie zwingen, rode ich mein Bambusfeld, um wieder für Standfestigkeit der gebeutelten wie windschiefen Blüten zu sorgen. Sehr nützlich sind dazu Bambusstäbe, die in meinem Garten überreichlich vorhanden sind. Aus diesem Rohstoff ließen sich ganze Zäune, Zelte oder Gartenmöbel herstellen, die perfekt für jedes DIY-Projekt geeignet sind, wenn es darum geht, den Garten aus sich selbst heraus einzurichten und zu möblieren. Mittlerweile würde ich jedoch vom Setzen der teuflischen, weil tiefwurzelnden und alles vereinnahmenden Rohre allein des nachhaltigen Materials wegen abraten. Zu gefährlich ist die Ausbreitung und zu dramatisch ist die Situation, wenn eines Tages das Bambusrohr durch den Wohnzimmerboden lugt. Dann ist leider doch so ziemlich aller Tage Ende.

Wenn die Gartenarbeit ausufernd zu werden droht, mache ich gern aus der Mühe ein Spiel. Ich spiele, wann und wie es mir gefällt. Eine, zwei oder mehrere Partien. Was ich mir ungeniert leisten kann, denn der Garten läuft mir nicht davon. Was nicht nur für Newcomer und Gartenneulinge eine große Herausforderung ist, denn Geduld ist ja bekanntlich nicht jedermanns Sache. Doch genau das fordert uns der Garten ab und tatsächlich sind Gelassenheit, Ruhe und Konsequenz unsere besten Begleiter auf dem Weg zum grünen Paradies. Als Gegenspieler immer mit im Ring ist die rücksichtslose Natur mit ihrem Wind und ihren Wetterkapriolen sowie der unberechenbaren Fauna. Ein starkes Match.

Wenn der Rasen auf der anderen Seite des Hügels wieder einmal viel grüner ist, lasse ich mich davon nicht beeindrucken. Sondern freue mich an dem, was mir zu Füßen liegt, drehe den Schlauch auf, setze mich mit einem guten Glas Holunderblütensaft auf die Terrasse und lasse es genüsslich regnen. Sieht gleich viel saftiger aus und den Rest denke ich mir grün.

Wird der Garten zu dunkel, hilft nur die Schere. Gelichtet wird nur so viel, dass der Sichtschutz erhalten bleibt. Denn ein guter Schnitt ist einer, den man auf den ersten Blick gar nicht sieht. Um Licht ins Unterholz zu bringen und dieses hell strahlen zu lassen, sind Funkien ideal. Mit ein paar dieser lichtspendenden Schattenblüher kommt gleich Bewegung ins Dunkel. In Gesellschaft mit weißen Hortensien lassen sich attraktive Effekte erzielen.

Wenn die Hecke plötzlich schütter wirkt, greife ich zu einem erbaulichen Trick und mache einen Ausflug ins Gartencenter. Denn mit einem farblich passenden Heckenblüher, wie Pfeifenstrauch oder Sommerjasmin, lassen sich die Löcher optisch kaschieren und die Hecke kann sich ohne Zeitdruck gut erholen und regenerieren. In frischer Optik.

Ich lasse mich durch nichts aus der Ruhe bringen und male weiter an meinen Gartenbildern. Im Licht und im Schatten, mit und ohne Unkraut. Ich mache weiter blau und kreiere ganz nebenbei vielleicht einen neuen Gartenstil. Wer weiß, vielleicht steuere ich sogar auf eine blaue Periode zu. Wie Picasso. Pablo Picasso.

Malerei im Gartenatelier

„Gebt mir ein Museum, und ich werde es füllen", forderte Pablo Picasso und ich kann dem nur hinzufügen: „Gebt mir einen Garten, und ich werde ihn in ein Paradies verwandeln". Wir alle haben unsere Träume. Manche dieser Träume träumen wir ein Leben lang, andere wiederum gelingt es zu realisieren und manche verliert man einfach sang und klanglos aus den Augen. Um ihnen an anderer Stelle wieder zu begegnen. Dabei wird der Grundstein für eine lebenslange Liebe oft schon in jungen Jahren gelegt.

Mein Grundstein zur Malerei ist weniger im Garten, denn im Münchner Künstlerbezirk Schwabing verankert, aber führt direkt wie alle Wege in den Garten.

Zu Besuch im Atelier eines befreundeten Malers meiner Familie, machte ich in jungen Jahren große Augen, als ich sah, wie und wo Künstler arbeiten. Ein chaotisches Atelier, bis zum letzten Winkel vollgeräumt mit Bildern in allen Größen. Eine kunterbunte Sammlung, die sich selbst fast wie gemalt ausnahm. Dazwischen Staffeleien, Leinwände, Farben, Pinsel und besonders die intensiven Gerüche haben mich von der ersten

Sekunde an fasziniert. Dem Zauber und der Magie der Malerei sofort verfallen, wollte auch ich in der Zukunft selbst ein kleines Kunstwerk erschaffen.

Dass sich das damals, wenn auch vage ins Auge gefasste Kunstwerk heute als Garten entpuppen sollte, verblüfft und erfreut mich täglich aufs Neue. Dass ich eines Tages mit unglaublicher Ausdauer beständig an meinem Gartenbild arbeiten würde, macht rundum glücklich.

Schon damals hatten es mir die floralen Motive ganz besonders angetan. Es war die Zeit der selbstgemalten Bilder. Alle fein säuberlich in einer Mappe abgelegt und in Bereitschaft für den nächsten Besuch im Atelier – in gespannter Vorfreude auf ein Künstler-Feedback. Ein Umzug in die nächste Stadt bedeutete das Ende der aktiven Malerei für mich, war aber gleichzeitig der Auftakt einer großen Liebe zur Malerei, die von Anfang an positiv besetzt war.

Wer jedoch negative Erfahrungen gemacht haben sollte, und davon gibt es viele, wie abwertende Bemerkungen, vernichtende Kommentare und liebloses wie unachtsames Zertreten eines zart knospenden Pflänzchens, findet in einem Gartenurlaub eine wunderbare Gelegenheit, zu malen, zu Farbe und Pinsel zu greifen und einen Urlaub lang in die Kunst der Malerei einzutauchen. Techniken ausprobieren, ohne gleich einen Malkurs auswärts zu buchen, um sich dann erst wieder die Frage der Fragen stellen zu müssen: „Wer gießt den Garten, wenn ich weg bin?“ Aus aktuellem Anlass drängt sich leider auch die betrübliche Frage auf, wer all die reifen Früchte einsammeln soll, mit denen der Marillenbaum zuhause gerade um sich wirft. Wer rettet die Marillen vor den Schnecken, die genauso wild auf die süßen Früchtchen sind wie ich? Betrüblich insofern, als diese Frage bislang ungeklärt geblieben ist.

Malen im eigenen Garten wäre somit eine prima Alternative. Ein aufregendes Gefühl zu erleben, Motive und Ideen aus dem Kopf auf die Leinwand zu bringen. Skizzen anzufertigen, mit Farben zu experimentieren, diese wild zu mischen und sich an deren Duft zu berauschen. Ähnlich köstlich wie der Duft von frisch gemähtem Gras. Nicht nur nach einem erfrischenden Sommerregen.

Um zu malen, braucht man die Kunst nicht unbedingt zu verstehen, nur zu lieben. Die Bilder müssen nicht erklärt werden. Sie haben das Zeug zu einem visuellen Gedicht. Einem visuellen Leckerbissen, den man sich genüsslich auf der Zunge zergehen lässt und der uns vor unserem eigenen Werk dahinschmelzen lässt. Und wer weiß, was daraus noch alles entstehen kann. Dazu braucht es wieder einen Ort, ein Zimmer, um den Alltag auszusperren, ihm den Rücken zu kehren und in unbekannte Welten abzutauchen. Denn schon Picasso wusste, dass Kunst dazu da ist, den Staub des Alltags von der Seele zu waschen.

Und wieder der Garten. Gibt es eine inspirierendere Kulisse für ein solches Kreativprojekt? Denn auch ohne Atelier lässt sich eine Ecke im Garten so gestalten, dass daraus eine kleine Künstlerlongue entsteht. Ein exquisites Malzimmer im Gartenzimmer, ein kleines Gartenatelier, in dem völlig ungeniert und kreativ gemalt werden kann, dass die Leinwände wackeln.

Tisch und Sonnenschirm sind ohnedies vorhanden und die Grundausrüstung zum Malen, Zeichnen und Illustrieren ist rasch zusammengetragen:

- Acrylfarben und/oder
- Aquarellfarben
- Stifte und Pinsel
- Leinwand
- weißes Papier

Die Angst vor der weißen Leinwand

Die Angst vor der weißen Leinwand ist nichts anderes als die Angst vor dem leeren Papier. Beide schieße ich wechselweise in den Wind und orientiere mich vielmehr an der Kunst, meine täglichen Morgenseiten zu verfassen. Übe mich in der Fertigkeit, einfach zu beginnen, den ersten Strich zu malen, das erste Wort zu schreiben. Ohne dem mieselsüchtigen inneren Widersacher auf den Leim zu gehen, der mir weismachen will, ich hätte keine Zeit zu verlieren, ich möge mich sputen, das mache doch alles keinen Sinn. Stattdessen drehe ich eine kleine Runde im Garten, mache mich auf die Suche nach neuen Motiven, tanke grünes Lebensgefühl auf und schneide etwas blauen Flieder, den ich im Gartenatelier aufstellen werde, da mir der Garten verschwenderisch viel davon schenkt – sodass ich ausnahmsweise mit gutem Gewissen zur Schere greife und seiner indirekten Aufforderung, mich zu bedienen, gern nachkomme.

Pflanzenfarben für die Seele

Warum es mir gerade der blaue Flieder so angetan hat, kann ich nicht sagen. Allerdings greife ich immer wieder gern zu Blaublütlern. Ob dieser intuitive Griff nach der Farbe Blau Rückschlüsse auf meine Gefühle zulässt? Blau symbolisiert Harmonie, Zuverlässigkeit und Kühle, was ich mir an besonders heißen Tagen zunutze mache und neben Flieder gern auch blaue Hortensien in meiner Nähe habe. Allein schon der Blick darauf kühlt innerlich, so wie eine gute Tasse warmer Pfefferminztee.

Der russische Maler Wassily Kandinsky jedenfalls meinte, Farbe sei eine Kraft, die die

Seele direkt beeinflusse. Daher werde ich meine Farbwahl in Zukunft etwas im Auge behalten und mit etwas Glück lässt sich daraus auch ein Muster erkennen und interpretieren.

Mit Interpretationen spielt auch meine Freundin Nanni. Ihre ersten Gehversuche in der Malerei bestanden darin, Fotos vom letzten Urlaub neu zu interpretieren und zu malen. Dabei bestand ihre Grundausrüstung, die sie kurz zuvor als Starter-Set geschenkt bekommen hatte, anfänglich aus nicht mehr als drei Grundfarben Rot, Grün, Blau und einem Malblock. Nach ersten zögerlichen Versuchen, den Erinnerungen eine neue Seite abzugewinnen und diese völlig neu zu interpretieren, durfte sie bald schon erfahren, wie aufregend es ist, neue Bilder auf dem Papier entstehen zu sehen. Seither weiß die Künstlerin, was Flow ist, wie er sich anfühlt und lebt ihn ganz bewusst. Heute malt sie mit größter Begeisterung Landschaftsbilder und Stillleben, von denen mittlerweile einige in ihrer Wohnung hängen. Die Bilder erfreuen nicht nur Familie und Freunde, sondern dienen meiner Freundin auch noch als Extraportion an täglicher Motivation, um am Ball zu bleiben. Um für die Seele zu malen.

Nur Malen im Garten ist schöner. Aber nicht immer ganz ungefährlich. Der Griff zu Pinsel und Farbe ist garantiert sicher. Beim Gärtnern hingegen kann ein irrtümlicher Griff zur falschen Pflanze, wie die Verwechslung von Bärlauch und Maiglöckchen, direkt zu einer Katastrophe führen. Kann schwere gesundheitliche Schäden nach sich ziehen. Wie auch exzessiver Genuss von Gartenkräutern wie Wermut, Anis, Fenchel und Arnika. Im Absinth, der teuflischen, da hochprozentigen Künstlerdroge im ausgehenden neunzehnten Jahrhundert, dem viele Künstler ohne Maß und Ziel zugesprochen haben. So auch Pablo Picasso, Paul Gaugin, Ernest Hemingway oder Vincent van Gogh, der sich im Streit mit Paul Gaugin selbst ein Ohr abgeschnitten haben soll. Tragisch, aber wahr. So leben Maler und Gärtner mitunter gefährlich, doch die Kunst der Malerei ist es nicht.

Außer, man greift zu alternativen Methoden, um ein Kunstwerk zu erschaffen.

Die Haut als Leinwand

Dass Haut zur Leinwand wird, ist nichts Neues. Die Lust, den Körper zu verzieren, ist eigentlich ein alter Hut und hat nicht erst, wie oft vermutet, mit Seefahrern ihren Anfang genommen. Zwar haben Seeleute bei der Rückkehr in den heimatlichen Hafen mit ihren gestochenen Bildern für allerlei Aufregung und Wirbel gesorgt, doch die Anfänge dieser Strömung liegen deutlich weiter in der Vergangenheit, in der Steinzeit. Soll doch schon unser Ötzi, die alte Gletschermumie, Anzeichen von Tätowierungen am Gebein gehabt haben.

Eine sehr berührende, da überaus spezielle und tief unter die Haut gehende Liebeserklärung an den Garten hat sich eine junge Schweizerin einfallen lassen. Als ich Stefanie, eine zauberhafte junge Dame mit strahlendem Lächeln und einem veritablen Flower-Print auf dem Rücken, kennenlernte, genügte ein kurzer Blick auf ihre flächendeckende Rückenmalerei und ich war beeindruckt. Denn auch ich habe ein kleines Faible für schöne Bilder auf der Haut, da ich in sehr jungen Jahren mein Taschengeld gern in Kaugummi mit beigepackten bunten Abziehbildern investierte. Vornehmlich der Körperverzierung wegen. Die Sache war kinderleicht zu bewerkstelligen, da lediglich die gewünschte Hautpartie etwas befeuchtet und dann das Bildchen kurz darauf gepresst werden musste. In Sekundenschnelle hatte man die schönsten „Tattoos“ an Arm und oder Bein. Schmetterlinge und Blümchen waren der Renner. Mit entsprechend elternfreundlicher kurzer Halt- und Sichtbarkeitsdauer.

Doch liegen Welten zwischen Tier- und Blumenbildchen in Miniaturausgabe und großflächigen Jugendstilmalereien, die sich diagonal über den Rücken erstrecken. Da drängt sich beinahe automatisch die Frage nach der Entstehung und dem Reifen der Idee auf, seinen Körper im wahrsten Sinne des Wortes gravierend verändern zu wollen.

Stefanie hatte von jeher einen sehr intensiven Bezug zur Natur, durfte sie doch das große Glück erleben, im Rhythmus der Natur aufzuwachsen, und verbrachte so die schönsten Stunden der Kindheit in einem riesigen Garten am Waldrand. Geprägt von dem Erleben der vier Jahreszeiten in Wald und Flur, wurde damals schon der Grundstein für eine lebenslange Liebe zur Natur gelegt. Eine Liebe fürs Leben, die ihr ihre Großmutter mit auf den Weg gegeben hat. Die Oma war´s auch, die ihr die Geheimnisse der Pflanzenwelt näherbrachte, die jede Pflanze zu benennen und um deren spezielle Wirkung Bescheid wusste. Und wer kann einem jungen Menschen die Liebe zu Flora und Fauna besser vermitteln als jemand, der selbst für seine Pflanzen lebt, dem Naturverbundenheit ein großes Anliegen ist und der ganz darin aufgeht. So verbrachte Stefanie ihre Kindheit inmitten einer grünen Welt, in der immer Blumen auf dem Tisch standen und das Heim schmückten und Obst und Gemüse im eigenen Garten geerntet wurden. In dieser idyllischen Atmosphäre entfachte sich eine tiefe Leidenschaft für Umwelt und Natur, Pflanzen und Blumen, Omas Garten.

In den folgenden Jahren entdeckte sie Kunst und Malerei und begeisterte sich ganz besonders für jene Stilrichtungen, in denen florale Motive vorherrschend sind. Gefunden hat sie diese in ihrer schönsten Form bei dem französischen Impressionisten Monet, dem russischen Surrealisten Vladimir Kush und last but not least bei Alfons Mucha, dem tschechischen Jugendstil-Maler, Grafiker und Plakatkünstler mit seinem Faible für Japan und die dort vorherrschenden großflächigen Blüten.

So kam eines zum anderen und mit der Liebe zur Literatur schloss sich der Kreis der breit gefächerten Beweggründe auf dem Weg zum Tattoo. Denn Stefanie ist nicht nur begeisterte Garten- und Kunstfreundin, sondern hat als gelernte Buchhändlerin auch die schöne Literatur tief im Herzen verankert und ist der literarischen Vorlage von Alexandre Dumas „La Dame aux Camélias“ von jeher bestens geneigt.

Man sagt, alle Wege führen nach Rom. Ich meine, in den Garten. Die Liebe zu Literatur, Kunst und Natur manchmal auch zum Tattoo. Erste Überlegungen, einen solchen Schritt tatsächlich zu wagen und sich tätowieren zu lassen, kamen um den zwanzigsten Geburtstag herum auf und doch sollte es noch gute zwei bis drei Jahre bis zum ersten gestochenen Bild dauern. Die Auswahl eines geeigneten Motives war für Stefanie ein Leichtes. Als bekennender Sommermensch wünschte sie sich ein heiteres, ein fröhliches Bild. Eines von Mucha sollte es sein und so entschied sie sich für den „Sommer“ aus der Serie der „Vier Jahreszeiten“. Eine wahrhaft schöne Qual der Wahl.

Gleichrangig neben dem Wunsch nach Veränderung der Haut durch ein schmuckes Tattoo stand Individualität ganz oben auf der Wunschliste. Um diesem Anspruch gerecht zu werden, sollte nicht nur das fröhlichste Bild von Muchas Jahreszeiten in Zukunft ihren Rücken zieren, sondern in weiterer Folge mit einem zweiten Bild harmonisch kombiniert und verschmolzen werden.

Die Wahl für das zweite Bild fiel auf „Music of the Woods“ von Vladimir Kush. Musik des Waldes, so die deutsche Übersetzung, spielt dabei mit unserer Fantasie und führt den Betrachter gedanklich direkt hinaus in den Wald. Man glaubt, plötzlich das Rauschen der Gräser, das Zwitschern der Waldvögel und den Gesang sich im Wind wiegender Bäume zu vernehmen. Umgesetzt in die Bildsprache in Form eines Grammophons, das dem Betrachter die Melodien des Waldes abspielt. Zwischen Geistern und Waldbewohnern.

Aus all diesen Einflüssen ist ein Gesamtkunstwerk entstanden, das seine Trägerin jetzt hegen und pflegen muss. Denn wie für Bilder auf der Leinwand oder eben den Garten gilt das Gleiche auch hier für die Haut: äußerste Sorgsamkeit und Aufmerksamkeit. Ein Leben lang.

Nach diesem Ausflug in die Welt der malerischen Welt der Tattoos, in der mir doch immer wieder etwas blümerant wird, denke ich mich flink an einen schmerzfreien Ort der Naturmalerei. In die Welt der schönen Mandalas.

Die Kunst der Garten- und Naturmandalas

Ein besonders hübsches malerisches Hobby ist die Kunst der Mandala-Malerei. Augenweide aus Garten, Wald und Wiese, wobei Mandala Kreis bedeutet. Ein Kreis nach dem Vorbild der Natur wie Baumringe, Schneckenhäuser, Wasserkreise oder kunstvoll geknüpfte Spinnennetze.

Die gar nicht mehr ganz so junge Mode, Malbücher für Erwachsene auf den Markt zu werfen und dieselben dazu zu bringen, voll Hingabe kunstvoll gestaltete Kreise mit Buntstiften auszumalen, hat sich mir lange Zeit nicht ganz erschlossen. Hat mich insgeheim schmunzeln lassen, denn ich konnte mir keinen Reim auf diese Art der Malerei machen und war nichtsdestotrotz fasziniert.

Was genau ficht die Zielgruppe der Mandala-Maler an, fragte ich mich insgeheim und habe die Käufer, die in Trafik, Buchläden oder Supermärkten nach diesen Heften gegriffen haben, interessiert beäugt. Um vielleicht auf diesem Weg herauszufinden, worin die Faszination des Ausmalens eines Kreises mit vordefinierten Flächen bestehen könnte.

Heute sind Mandalas so gut wie jedem bekannt und haben Einzug in Wohnzimmer und mittlerweile auch in Kindergärten gehalten. Jung und Alt, Klein und Groß, alle finden Spaß daran, die leeren Flächen bunt auszufüllen. Sie entspannen dabei und kommen sichtlich zur Ruhe. Schaffen es bewusst oder unbewusst, Stress und innerlicher Unruhe adieu zu sagen und sich malend wie auch gestaltend zu erden. Als würden Mandalas es vermögen, flatternde Nerven zu bündeln und in Kreativität zu verwandeln und Mandalisten in den Zustand von Flow zu versetzen.

Hat man erst einmal die Faszination der Mandalas für sich entdeckt, führt der nächste Schritt, wie könnte es auch anders sein, hinein ins Unterholz. Im Garten findet sich einfach alles, was sich für ein DIY-Gartenmandala gut gebrauchen lässt. Denn gerade ein Garten- oder Naturmandala ist somit eine prima Alternative, aufkommendem Stress Paroli zu bieten. Warum also nicht einmal selbst eines zur Hand nehmen oder eines gestalten und die positiven Emotionen, die sich dabei automatisch einstellen, unmittelbar erleben?

Das dazu benötigte Material ist reichlich vorhanden und wird von der Natur frei Haus zur Verfügung gestellt. Denn praktischerweise finden wir alle Naturprodukte der Saison direkt vor der eigenen Tür. Man muss nur genau hinsehen und schon kann man sich vom farbenreichen und üppigen Gartenbuffet bedienen. Blätter, Gräser, Federn, Kastanien, Blumen, Blütenblätter, Steine, Schneckenhäuser und Äste jeglicher Form und Größe. Zu jeder Jahreszeit die schönsten Zutaten. Was Buffet-Tiger unter „all you can eat“ verstehen, ist „all you can collect“ für uns Gärtnerinnen. Alles, was wir sammeln können.

Kreative Welten: vom Sprachenlernen & Gärtnern

Sind wir Gärtnerinnen nicht alle Jäger und Sammler? Wir begeben uns ständig auf die Jagd nach Schnecken, Wühlmäusen, Insekten und natürlich Unkraut. In Bausch und Bogen. Auf der anderen Seite sammeln wir Rosen, alte Gemüsesorten und Gartenhandschuhe. Gartenlaternen, Gartenscheren für jeden Ast und Sonnenhüte gefallen uns auch sehr gut. Gartenbücher sowieso. Darüber hinaus gönne ich mir seit ein paar Jahren noch eine kleine Extravaganz: Ich sammle Wörter. Nicht nur, um sie aufzuschreiben, sondern um sie so schnell wie möglich in Kontext zu setzen und maximal manierlich auszusprechen. Ich übe mich in fremden Sprachen. Denn seit ich eines Tages meine Kopfhörer mit meinem damals aktuellen Sprachprogramm eher beiläufig während der Gartenarbeit aufgesetzt habe, bin ich zur begeisterten Sprachgärtnerin geworden. Ich habe so entdeckt, dass auch Lernen während der Gartenarbeit bestens funktioniert.

Nanu, alle noch da? Kein Mucks von hinten, die Rasselbande scheint ins Land der Träume geflüchtet zu sein, döst abwesend vor sich hin. Natürlich, wenn's um Lernen geht …

Gartenverrückt wie ich bin, lerne ich am liebsten bei der Gartenarbeit. Sprachen. Mit viel Spaß und fast schon intuitiv, denn ich höre die fremden Sätze und spreche sie nach, ohne viel Aufmerksamkeit darauf zu verwenden. Denn der Fokus ist und bleibt wie immer auf dem Garten.

Vielleicht haben Sie auch schon daran gedacht, eine neue Sprache zu lernen. Oder aber Sie müssen eine lernen, haben aber weder Zeit für Auslandsaufenthalte oder Lust, semesterlange Kurse in der Abendschule zu besuchen. Dabei würden Sie nichts lieber, als Ihre Lieblingsautorin im Original lesen zu können. Oder Ihre Kinder bringen regelmäßig ihre ausländischen Freunde mit nach Hause. Da ist natürlich guter Rat teuer, wenn es sich dabei um eine Ihnen nicht geläufige Sprache handelt, die plötzlich am Küchentisch gesprochen wird. Unabhängig davon, aus welchem Grund Sie Sprachen lernen, können Sie ab sofort den Grundstein dafür in Ihrem Garten legen.

Wortgärtnereien

Im Zuge meiner eigenen Gartenaktivitäten habe ich gelernt, dass Gärtnern alles andere als eine einseitige Beschäftigung ist und wie viel Gutes der Garten uns zurückgibt. So ist er für mich zum Lehrmeister geworden, der mir jeden Tag aufs Neue vor Augen hält, was es bedeutet, achtsam und geduldig zu sein. Immer dann, wenn ich ungeduldig darauf warte, schnelle Ergebnisse und Erfolge zu sehen. Doch manche Dinge brauchen ihre Zeit, bis sie Früchte tragen. Verblüffend ist außerdem die Tatsache, wie viel Parallelen Garten und Sprachenlernen haben.

Wir Gärtnerinnen sind ja bekanntlich immer aktiv. Wir könnten uns den lieben langen Tag im Garten beschäftigen, ohne dass es uns zu viel wird. Denn es gibt immer etwas zu tun. Gieße ich die Hortensien, weinen die Rosen, weil ich sie nicht von ihren vertrockneten Blüten befreie. Schneide ich die Rosen, jammert die Hecke, weil sie Angst vor dem Verdursten hat und verfärbt sich aus Protest gelb. So geht das den lieben langen Tag.

Was also liegt näher, als für sich selbst auch ein wenig für Abwechslung zu sorgen.

Mein Gartenmarathon, den ich täglich absolviere, sollte in Zukunft einen italienischen Akzent bekommen. Ich wollte die Sprache sowieso vertiefen und dazu boten sich die langen Stunden im Garten vorzüglich an. Denn Unkraut zupfen, jäten oder Büsche schneiden beherrsche ich im Schlaf. Sich nebenher in einer fremden Sprache berieseln zu lassen, erschien mir durchaus nützlich und ich wollte es auf einen Versuch ankommen lassen. Es war ein Leichtes, meinen iPod entsprechend aufzurüsten und ihn mit meinem Sprachprogramm zu füttern, Kopfhörer ins Ohr zu pflanzen und alles auf Endlosschleife zu programmieren. So wird es zum Kinderspiel, ein gutes Gefühl für die jeweilige Zielsprache zu entwickeln und sich eine Flut an Sätzen automatisch ins Hirn brennen zu lassen. Ohne groß darüber nachzudenken. Denn die so memorierten Sätze lassen sich wunderbar anwenden. So, wie mein Lieblingssatz im Italienischen: „potrebbe essere peggio“, was wörtlich übersetzt so viel heißt wie: „es könnte schlechter sein“. Ein Satz, den ich parat habe und somit auch jederzeit in der Lage wäre, eine lamentierende italienische Gärtnerin zu beruhigen. Denn bekanntlich geht es auch immer schlechter.

Auch hier oder gerade hier ist es ratsam, den Perfektionsgedanken wie einen Luftballon in die Lüfte aufsteigen zu lassen. Mit freien und unbeschwerten Gedanken lassen sich Träume ungleich leichter realisieren. Beim Sprachenlernen genauso wie im Garten. Denn ab wann beginnt die Perfektion? Was ist schon ein perfekter Garten? Wobei ich bei meinem letzten Besuch auf der Frankfurter Buchmesse versucht habe, der Frage nach der Perfektion im Garten nachzugehen und Antwort zu finden.

Zu Gast bei meinen Lieblings-Gartenbuch-Verlagen, war rasch klar: Den perfekten Garten gibt es nicht. Die Messestände präsentierten tausende Gartenbücher, sodass es einem schwindelig hätte werden können. Die Stände voll bis oben hin, wie ein gut gefüllter Sack mit Saatgut. Bücher über Cottage-Gärten, englische Gärten, wilde Gärten, Designer-Gärten, Schrebergärten. Aber kein einziges Werk über den perfekten Garten, keines, das Auskunft geben will, wann ein Garten perfekt ist.

Dabei wird mit Kritik an den verschiedensten Arten zu gärtnern, nicht gespart, denn was dem einen gefällt, wird vom anderen müde belächelt und abgetan. Die Wogen gehen oftmals hoch wie unkontrollierter Bambus, Druck wird aufgebaut und wehe dem armen Newcomer unter den Gartenneulingen, der sich davon beeindrucken lässt. Denn wem die Staude heilig ist, muss nicht unbedingt ein Liebhaber von Gräsern und Bambus sein. Ausländischer Einfluss im heimatlichen Garten ist nicht immer gern gesehen und Heimischem wird eindeutig Priorität gegenüber Fremdem gegeben. Der Anspruch an die Perfektion im Sinne von „Wissen, wie man heutzutage richtig gärtnert“ macht die Gärtnerei manches Mal zur Qual. So nimmt es Wunder, dass bis heute noch kein Gartenbuch über die verzagte Gärtnerin auf dem Markt erhältlich ist.

Mir kommt diese Diskussion durchaus entgegen, liefert sie mir ständig frische Anregungen, die ich mit Vergnügen unter die Lupe nehme. Ich feiere fröhliche Urstände und pflanze auch mal Rosen im Schatten, grabe Bambus neben Phlox ein und versinke ab und an im tiefen Gras. Mein spezielles Continental-Green. Das Ergebnis ist bunt und spannend, und so habe ich mich hoffnungsfroh und ganz natürlich von der Idee eines ach so perfekten wie schubladisierten Gartens getrennt. Den Schmetterlingen gefällt es so auch besser.

So auch mein Zugang beim Sprachenlernen. Eine luftig-leichte Herangehensweise beflügelt den Geist und bringt rasch erste Erfolge mit sich. Wie Sonnenblumensamen, die in Windeseile zu keimen beginnen und sich flink zu zarten Pflänzchen mausern. Sie sind das Salz in der Buchstabensuppe, motivieren und helfen auf dem Weg zur polyglotten Gärtnerin, der mir vorschwebt. Auch wenn der Weg dorthin noch durchs Unterholz führt und ich unterwegs mit ein paar Tricks arbeiten muss, macht ein ungezwungener Umgang mit der Sprache viel her und sieht oft gleich viel besser aus. So, als würden Sie Ihre Rosen mit ein wenig Lavendel unterpflanzen oder Stauden mit etwas Farn unterfüttern.

Als außerordentlich wirkungsvoll hat es sich erwiesen, mit Vokabeln um sich zu werfen wie Guerilla-Gärtner mit Samenbomben oder auch Seedballs. Dabei handelt es sich um kleine Kugeln, die aus einer Mischung aus Erde, Lehm und beigemischtem Saatgut bestehen, mit denen die Stadtgärtner wild um sich werfen, um das urbane Stadtbild zu begrünen und mit Blumen zu verschönern. Die Idee geht zurück auf den japanischen Mikrobiologen, Biobauern und Philosophen Masanobu Fukuoka, einem Vordenker der Permakulturbewegung. Er verzichtete auf jegliche Form von Dünger und Schädlingsbekämpfung und sein Credo war, dass die Natur keiner Eingriffe seitens des Menschen bedürfe und selbst in der Lage sei, sich zu erhalten. So gesehen ein Vorläufergedanke von Maria Montessoris „Hilf mir, es selbst zu tun".

Ohne Scheu zu gärtnern, ist demnach ähnlich wertvoll, wie in einer fremden Sprache zu sprechen. Sich selbst sprechen zu hören. Beides schürt die Glut, heizt das Feuer der Begeisterung so richtig an, und mit einem kleinen bisschen Lust am Improvisieren kann Sie nichts mehr aufhalten. Denn der große Weg hat kein Tor, wie auch der gleichnamige Buchtitel des Standardwerks von Fukuoka verspricht, in dem er über die Komplexität der Natur und den Weg der natürlichen Landwirtschaft schreibt.

Doch wie im Garten auch, geht nicht jede Saat auf. Mit Türkisch bin ich tatsächlich baden gegangen, da plötzlich das Feuer wie nach einem Starkregen verloschen war. Was jedoch in keinem Zusammenhang mit dem noch erwünschten türkischen Garten in meiner Weltgartensammlung steht.

Einen Garten bestellen ist wie eine fremde Sprache lernen

Zu Beginn hat man meist einen Plan, was gesät werden soll und welche Ziele verfolgt werden. Erste sichtbare Ergebnisse lassen sich, je nachdem, ob gesät oder gepflanzt wird, rasch erkennen. Ähnlich wie in der Fremdsprache ist der Beginn ein leichter wie vergnüglicher. Kaum aber dringt man in etwas tiefere Schichten, gerät man in einen Sog nach unten und muss aufpassen, dass die anfängliche Leichtigkeit nicht zu kippen droht und in Schwerstarbeit ausartet. Wobei der Terminus irreführend ist, denn diese schwere Arbeit bringt mehr Gutes als Schweres mit sich, ist es doch ein ausgezeichnetes Training für Körper und Seele, zugleich immer an der frischen Luft.

Garten und Sprache brauchen liebevolle Zuwendung. Beide wollen regelmäßig gepflegt werden und leben von der Wiederholung. Sie werden bei jeder Aktivität geschmeidiger, fließender und kräftiger und beginnen, bei entsprechender Zuwendung zu blühen wie eine lila-weiße Samthortensie im Sommergarten. Werden sie vernachlässigt, verkümmern sie genauso schnell wie die Hortensie ohne Wasser in der brütenden Hitze.

Jedoch sollte man bedenken, dass gerade beim lustvollen, da spielerischen Spracherwerb eine Überfrachtung an Wiederholungen verzichtbar ist und bald schon zu veritabler Langeweile führen kann. Denken Sie nur an einen ständig zu tief gemähten Rasen, der je nach Witterung dazu tendiert, zu vertrocknen und Sprünge zu zeigen. Schnell sind schüttere Stellen, aufkommendes Unkraut und verbranntes Gras zu sehen und das Gesamtbild kann darunter erheblich leiden. Überlegungen, wie man jetzt rasch rettend eingreifen kann, führen nur zu unnötiger Anspannung als auch Hyperaktivität. Mit dem Ergebnis, dass aus dem Spiel harte Arbeit für die Gärtnerin wird. Statt auf der Wiese unter dem Apfelbaum zu liegen und den spannenden Krimi im italienischen Original zu lesen. Statt barfuß über den zuvor bewässerten Rasen zu flanieren, während man in das neue Hörbuch abtaucht. Statt seinen Füßen ein gepflegtes Earthing angedeihen zu lassen.

Mit einer Prise locker leichter Beharrlichkeit, der Karotte aus der Fabel vor Augen, bleibt das totale Eintauchen in unbekannte Klangmalereien auch weiterhin ein großer Spaß. Garniert mit wertvollen Nährstoffen, mit denen Sie auch Ihren Garten immer wieder verwöhnen. Prachtvolle Blüte, reichliche Ernte und sattes Grün sind der Dank dafür. Eine neue Sprache ist daher nicht nur wie ein neues Leben, sondern gleicht in vielen Zügen unserer täglichen Gärtnerei.

Worin aber liegt der kreative Kern beim Erlernen einer fremden Sprache? Die Frage lässt sich ganz einfach beantworten, betrachtet man sie fernab vom bekannten Sprachenunterricht. Die Methoden, sich ihrer zu bedienen, um in den unglaublichen Genuss einer erweiterten Betrachtung der Welt – man könnte auch hier von der sprachlichen Vermessung der Welt sprechen – und somit ein neues Verständnis für unbekannte Kulturkreise zu gelangen, sind das kreative Ziel. Wieder zurück zum Ursprung aller Kreativität, dem spielerischen Zugang zum Alltag, zum Leben, zur Welt. Zu einer neuen Sprache, die sich vortrefflich beim Flanieren durch den Garten aneignen lässt. Ebenso wie bei der spielerischen Gartenarbeit, die sich mit einem Sprachkurs wie ganz nebenbei und ohne Aufwand damit würzen lässt. Sieht man genauer hin, handelt es sich dabei um eine besondere Art und Weise, beide Gehirnhälften miteinander kommunizieren zu lassen. Wissenschaftliche Erkenntnisse haben ergeben, dass gerade aktive Lernprozesse, während man sich bewegt, deutlich effektivere Ergebnisse bringen als statisches Sitzen und Lernen am Schreibtisch. Womit sich wieder die Sichtweise ändert und Arbeit zum Spiel wird.

Und wo spielt es sich schöner als im eigenen Garten? Warum also nicht den Garten in eine grüne Sprachtankstelle für einen Sprachkurs umfunktionieren? Sie allein bestimmen Ihr Lerntempo und vorbei sind alle Probleme mit dem Kursniveau, denn Ihr Tempo ist Ihr Programm.

Motivationsprobleme, wie sich aufzuraffen, um in einen Kurs zu gehen, gehören der Vergangenheit an, denn Ihr Kursleiter sitzt bereits im Ohr und ist rund um die Uhr für Sie da. Wann immer Sie üben wollen. Vergessen Sie getrost langweilige Kursmaterialien, denn in Ihrem Gartenkurs gibt es nur Inhalte, die Sie auch wirklich interessieren. Und da ich eine kleine Schwäche für schöne Bücher habe, stehen auch schon ein paar italienische Gartenbücher im Regal. Ich werde so nie aus der Übung kommen, denn Sie wissen schon ..., ein Garten ist niemals fertig und es gibt immer etwas Neues dazuzulernen.

Fotostudio Garten

Visualisierte Erinnerungen

Was wäre ein perfekter Urlaub ohne schöne Erinnerungen daran? Für viele von uns nicht mehr als ein Bildband ohne Bilder. Denn wir wollen zeigen, wie wir die Welt sehen und was wir Schönes erleben. Wir lieben es, zu fotografieren und die vielen berührenden Momente in unserem Leben jederzeit Revue passieren zu lassen.

Heute ist die Fotografie zum neuen Hobby von Millionen Menschen geworden und vorbei sind die Zeiten, als die Bedienung einer Kamera einem spanischen Dorf glich. Ganz zu schweigen von der Ausarbeitung der Bilder. Eine langwierige Geduldsprobe, an dessen Ende der stolze Fotograf mit einem dicken Umschlag entwickelter Bilder aus dem Fachgeschäft kam und die Familie rund um sich herum versammelte, um die Fotos gemeinsam anzuschauen. Das prall gefüllte Kuvert wurde im besten Fall beschriftet und sicher abgelegt. Für den illusorischen Fall, in einer ruhigen Stunde daraus ein Fotoalbum anzulegen. Vorbei die Zeiten, als sich das Regal unter einer Bilderflut bedenklich zu neigen begann und knapp vor dem Zusammenbruch stand. Unter Tausenden von Fotos, von denen oft niemand mehr weiß, wer eigentlich darauf zu sehen ist, noch wann und wo die Aufnahme gemacht wurde.

Heute haben wir es gut. Wir fotografieren, bearbeiten und lagern unser gesamtes Material in einer Cloud. Mitten im Nirgendwo. Damit sind alle Schleusen geöffnet für eine gewaltige Fotolawine, die sich virtuell aneinandergereiht irgendwann einmal um die ganze Welt pinnen ließe. Bereits im Jahr 2017 wurden laut einer Statistik von Business Insider Deutschland 1.200 Milliarden Fotos nur allein mit Smartphones gemacht. Dabei entfallen 85,0 % allein auf die Handyfotografie, nur 10,3 % wurden mit der Digitalkamera gemacht und 4,7 % mit dem Tablet. Allein wenn man nur daran denkt, wie viele Fotos davon täglich auf Facebook und Instagram hochgeladen werden, könnte einem schon schwindelig werden. Tendenz steigend!

Fotostudio Garten

Für uns Gärtnerinnen gibt es, wie könnte es auch anders sein, kein perfekteres Fotostudio als den Garten. Dabei brauchen wir uns nur vom Buffet der Natur zu bedienen. Ob Ihr Objektiv auf stimmungsvolle Motive im Morgengrauen gerichtet ist, Sie Ihre Schönen porträtieren wollen oder versuchen, bewegte Bilder aus der Tierwelt vor die Linse zu bringen: Im Garten ist immer für reichlich Nachschub gesorgt, die Motive werden nie ausgehen.

Unabhängig davon, ob Sie nun mit Handy oder Kamera unterwegs sind und sich mit Naturfotos oder Bewegtfotografie beschäftigen wollen, ein Fotobuch planen oder sich mit den Themen Belichtung, Bildbearbeitung oder Makrofotografie auseinandersetzen wollen. Ganz egal, welches Ziel Sie im Auge haben, Sie werden bald schon bemerken, wie sich Ihre visuelle Wahrnehmung von Tag zu Tag immer mehr zu schärfen beginnt, sodass Sie bald schon das Gefühl haben werden, wie ein Adler zu sehen. Die Motive jedenfalls. Immer bereit für einen Sturzflug auf ein neues Opfer.

Seit ich mit einem Telefonapparat, der mit einer hochwertigen Kamera ausgestattet ist, unterwegs bin, ist die Foto-Opferbilanz auch deutlich angestiegen und ich kann mich selbst kaum mehr bremsen. Was zur Folge hat, dass ich nur noch in Ausnahmefällen ohne Apparat aus dem Haus gehe. Könnte doch jederzeit ein fotogenes Objekt meinen Weg kreuzen. Ich kann interessante Motive im Verborgenen entdecken und feile, während ich die Bilder bearbeite, an neuen Perspektiven. Mein Leben ist um so vieles bunter und spannender geworden, dass selbst ein Einkauf im Laden um die Ecke in einem Fotoshooting ausarten kann.

Hier ist tatsächlich der Weg das Ziel. Doch wohin mit all den ausgearbeiteten Bildern, mit all den Entwürfen und dem gehorteten Material?

Warum Sie Ihre Fotos unbedingt ausdrucken sollten

Seit ich mich mit der Handyfotografie beschäftige, habe ich einen wahren Bilder-Tsunami produziert. Fotos, die ich in meiner Cloud gespeichert habe, um das Handy nicht unnötig mit XXXL-Datenmaterial zu überfrachten. Jedoch nur theoretisch, denn eigentlich sind die Bilder jetzt überall. Auf dem Handy und in der Cloud. Alles gespeichert, denn man weiß ja nie, ob es mal schnell gehen muss und dann gaukelt mir diese – im Übrigen nicht nachahmenswerte Methode der doppelten Speicherung – Sicherheit und superschnelle Reaktion vor. Dem ist natürlich nicht so und ich möchte Ihnen eindringlich ans Herz legen, Dopplungen zu vermeiden, wann und wo immer es geht. Und nicht nur zu speichern, sondern wertvolles Bildmaterial auch entwickeln zu lassen oder auszudrucken.

Doch warum sollen Sie Ihre Fotos aus dem Datendschungel fischen und durch den Drucker jagen? Oder beim Fachhändler abliefern? Reicht es nicht, alles am Rechner zu speichern und zu bearbeiten? Mein Hauptbeweggrund mag vielleicht etwas altmodisch erscheinen. Ich habe nämlich ernsthaft im Sinn, irgendwann, wenn die Zeit reif ist, alle entwickelten Bilder zu sichten. Sämtliche Fotos, die im album- und kuvertlosen Zustand durch den Schrank schwadronieren, einzufangen und zu sortieren. Auf Themenalben sinnvoll zu verteilen und entsprechend dem abgelichteten Szenario zu beschriften. Wann das sein soll, weiß ich noch nicht genau, vielleicht ab der Pension oder vielleicht auch irgendwann.

Darin bestärkt wurde ich in einem Gespräch mit einem Hobbyfotografen, dessen größte Leidenschaft die Fotografie ist und der mir beim Fotografieren zusah, während er mir seine Geschichte erzählte. Jahrelang hatte er seine Kinder mit Begeisterung in jeder Lebenslage fotografiert. Nur leider kam er nie übers Fotografieren hinaus. Denn kaum war eine Bilderserie im Kasten, begann die Jagd auf die nächsten Schnappschüsse von vorne. Das ging eine Zeit lang gut, manche Serien wurden ausgedruckt und landeten in der Familienfotokiste. Alle anderen waren im Handy vermeintlich gut aufbewahrt, zur jederzeitigen Aktivierung. Mittlerweile hat sich die Familie aufgelöst, die Fotokiste ist verschollen, das Handy weg und damit einhergehend auch alle seine Fotos. Sein liebenswürdiger wie mahnender Appell: „Don’t forget to print them all!“ („Vergessen Sie nicht, alle auszudrucken!“) wird mir in Erinnerung bleiben. Jetzt freue ich mich schon auf ein Wiedersehen mit meinen Fotos, um daraus ein hübsches Album, ein Fotobuch oder einen Kalender zu machen, die Bilder als Poster an die Wand zu hängen oder ein Geschenk für liebe Menschen daraus zu machen. Und sollte mir eine Akzentuierung fehlen, mache ich flink ein neues Foto. Im Garten.

Mit entsprechendem Fotopapier und einem Fotodrucker kann Ihnen so gut wie nichts mehr passieren. Damit Ihre Fotos dauerhaft sicher sind. In Sicherheit vor Vergessen, Verschusseln oder überhaupt dem endgültigen Untergang.

Nie untergehen wird meine Liebe zur Makrofotografie, die ich für mich entdeckt habe und die darauf wartet, vertieft zu werden. Denn mit dieser Art der Fotografie brauche ich mir nicht einmal mehr das Unkraut schön zu denken, ich fotografiere es mir zauberhaft. Und alles ist gut.

Mein Gartenyoga-Retreat

Ein bisschen Unkraut darf es dann auch sein, und wem das noch immer zu viel ist, der macht Yoga. Denn wer Yoga übt, entfernt das Unkraut aus dem Körper, sodass der Garten wachsen kann, sagte B.K.S. Iyengar, der Vater der gleichnamigen Yoga-Richtung.

Der Gartenurlaub ist prädestiniert dazu, einen weiteren wesentlichen Schritt zu tun, um Ihr Leben besser, intensiver und glücklicher zu machen. Vertrauen Sie Ihrem Körper, dass er Sie unterstützen wird, sobald er erkennt, dass Sie es ernst meinen, eine konsequente Regelmäßigkeit an den Tag legen und ihn behutsam dazu auffordern, entsprechend dem Yogaprogramm mitzugehen. In die Dehnungen. In die Spannung. In den Atem.

Auch hier ist es wieder Goldes wert, ein Notizbuch zur Hand zu haben, um Ihre Fortschritte, Ihre Empfindungen vor, während und nach den Yoga-Einheiten zu vermerken. Diese kleinen Notizen werden Ihnen in Folge auch als wertvolle Motivationshilfen auf dem Weg zur Integration von Yoga in Ihren Alltag dienen und sehr nützlich sein. Denn kaum steht uns in großen Lettern vor Augen geschrieben, wie gut uns die letzte Übung gelungen ist, wie geschmeidig sich der Körper plötzlich in der Dehnung angefühlt hat und wie entspannt wir uns nach der Abschlussmeditation gefühlt haben, sieht die Welt gleich ganz anders aus.

Und hat man erst einmal Feuer gefangen, will man unbedingt weitere Fortschritte machen. Um sich besser und immer besser zu fühlen. Dabei ist es so einfach,

- raus in den Garten zu laufen,
- rauf auf die Yogamatte zu steigen,
- raus aus den Socken zu schlüpfen,
- hinein in die Achtsamkeit zu gleiten,
- hinauf in Richtung Sonne zu blicken,
- hinein in einen geschmeidigen Körper und einen in sich ruhenden Geist.

Wie Sie Ihre Übungen absolvieren, spielt dabei keine Rolle. Aber geben Sie sich selbst Spielraum, denn nicht jeder Tag ist gleich, Ihre Tagesverfassung ist ständig Schwankungen unterworfen und die Übungen werden sich jeden Tag anders anfühlen. Doch das Wunderbare am Yoga ist auch, dass Sie sich nicht mit anderen vergleichen, sondern nur mit sich selbst. Denn es ist absolut unwichtig, wie es aussieht, es geht einzig und allein darum, wie es sich anfühlt. Und ich darf Ihnen versichern, im Garten fühlt es sich einzigartig an. Wie im Himmel!

Mittlerweile sprießen die Yogastudios nicht nur in den USA wie Pilze aus dem Boden und Yogalehrer ziehen durch die Lande, um ihre Botschaft in Retreats und Workshops in der ganzen Welt abzuhalten. Einer davon ist Bryan Kest, Begründer des Power Yoga und in regelmäßigen Abständen in meiner Stadt zu Gast in einem hiesigen Studio. Die Idee, einmal mit einem echten Profi Yoga zu absolvieren, war ausgesprochen reizvoll und so nutzte ich die Gelegenheit, einen 3-stündigen Workshop zu besuchen.

Bezeichnend war, dass bis auf einen Alibimann lauter Frauen im Raum waren und ungeduldig wie leicht nervös auf den Yogalehrer aus Santa Monica warteten. Nicht zu Unrecht, denn kaum war der Yoga-Meister erschienen, erhellten sich schlagartig die Gesichter aller anwesenden Damen, als ginge ein Leuchten durch den Raum, als wäre die Sonne gerade aufgegangen. Die leise Aufregung um den adretten Yogi legte sich jedoch rasch, waren wir ja beim Yoga.

Nach ein paar kurzen Aufwärmübungen kehrte für die nächsten Stunden konzentrierte Achtsamkeit ein und jeder war nur auf sich selbst konzentriert. Viele Inseln im Saal.

Nach drei unglaublich rasant verflogenen Stunden auf der Yogamatte konnte ich mich zwar kaum mehr von der Yogamatte erheben und doch fühlte ich mich so, als ob ich fliegen könnte. Wie im Himmel!

Earthing

Dem entgegengesetzt macht sich eine Bewegung mit Fokus in Richtung Erde stark für eine bessere Bodenhaftung.

Was gestern noch Barefoot Gardening war, ist heute Earthing, das neue Gesundheitserlebnis aus den USA, das für Erdung steht.

Unsere moderne Gesellschaft habe die Bodenhaftung, die direkte Verbindung zur Erde verloren, wodurch wir an Energie verlieren, geben sich die Earthing-Anhänger besorgt. Um dem entgegenzuwirken, treten die Earther für ein Leben ohne Schuhe, dafür für eines mit umso mehr Bodenhaftung ein. Mindestens dreißig Minuten täglich sollten es schon sein, dass man sich seiner Schuhe entledigt und barfuß geht. Spüren, fühlen und Energie tanken, so das Motto der Earther.

Für uns Gärtner eigentlich nichts Neues! Kriechen wir doch tagein, tagaus durchs Unterholz, durch Feld und Flur, um unseren Garten vor Unkraut zu schützen und zu tun, was alles zu tun ist.

Selbstverständlich erledigen wir alles mit links und ohne groß darüber nachzudenken. Selbst wenn wir unser Tagwerk erledigt haben, bringen wir meist noch einen Rest Erde unter den Nägeln mit ins Haus.

Mehr Erdung geht fast nicht. Super Earthing eben!

Doch nicht nur für Gärtner, sondern auch für alle Yoginis klingt das wie Business as usual. Barfuß ist dabei kein Auftrag. Sind wir doch gerade beim Yoga im Garten der Erde so nahe wie nie, denn Gärtnern erdet und lehrt uns geduldig, fokussiert und im Hier und Jetzt zu sein. Wir wollen nur unseren Atemzügen nachspüren, ohne störende Gedanken, die die Tendenz haben, sich in die gedankenbefreiten Intervalle zu quetschen.

Warum sollten Sie regelmäßig Yoga üben?

- Weil Yoga guttut.
- Weil viele von uns unter enormem Stress stehen und Yoga uns dabei hilft, Körper, Geist und Seele zu beruhigen und tief durchatmen zu können.
- Weil Yoga uns in die Lage versetzen kann, Dinge einfach geschehen zu lassen.
- Weil die Asanas, wie die Übungen auch heißen, dazu beitragen, Ihre Achtsamkeit und Ihr Bewusstsein zu ändern.
- Weil Yoga uns mit positiver Energie auflädt und uns kraftvoll werden lässt.
- Weil Yoga in jedem Alter praktiziert werden kann.

Das Erfolgsgeheimnis der ältesten Yogalehrerin der Welt

Eines der faszinierendsten Beispiele dafür, dass Yoga ein Lebensweg ist und was es im Leben eines Menschen bewirken kann, ist für mich Tao Porchon-Lynch, die älteste Yogalehrerin der Welt.

Die 100-jährige Inderin wurde im Sommer 2019 unglaubliche einhunderteins Jahre alt und erscheint ganz im Gegensatz zu mancher Yogini in den besten Jahren so fit wie ein Turnschuh. Mental wie körperlich. Kein Wunder, denn Porchon-Lynch lebt und inhaliert Yoga seit nunmehr fast dreiundneunzig Jahren. Selbst vier neue Hüften, die sie im Laufe ihres Lebens bekam, konnten sie nicht davon abhalten, ihren Lieblingsbeschäftigungen nachzugehen: Yoga und Tanz, die sie beide bis heute regelmäßig praktiziert.

Ihr Geheimnis liegt in ihrer positiven Einstellung dem Leben gegenüber und dem bewussten wie richtigen Atmen. Damit erklärt sich auch die Annahme, dass Energie dem Atem folgt.

Eine zutiefst beeindruckende alte Dame, die über sich selbst sagt:

- „Ich habe so viel zu tun im Leben, dass ich keine Zeit verschwenden will.
- Nichts im Leben ist unmöglich.
- Das Alter spielt dabei keine Rolle.

- Ich brauche niemanden, der mir sagt, was ich nicht kann.
- Mich interessiert nicht, was ich nicht kann.
- Mich interessiert ausschließlich, wie ich Freude vermitteln kann.
- Lache die Welt an und sie wird zurücklachen.“ (Tao Porchon-Lynch)

Ein wunderbarer Gedanke, den uns die Grande Dame des Yoga serviert: Alles ist möglich! Im Leben, im Yoga, im Garten. Chapeau, Tao Porchon-Lynch!

Einige werden vielleicht jetzt abwinken, denn noch immer ist Yoga mit einem reichlich esoterischen Anstrich behaftet. Doch Yoga ist weitaus mehr als das kollektive wie entrückte OM, mehr als das rein Vergeistigte.

Ein Glückspilz ist der, dem es gelingt, die fließenden Übungssequenzen in seinen Tagesablauf zu integrieren. Dabei liegt für viele die größte Motivation, Yoga zu praktizieren, darin begründet, gesund zu bleiben und die Bewegungsfähigkeit des Körpers möglichst lange zu erhalten. Den ständig herumzappelnden Geist zu beruhigen.

30 Tage Yoga-Challenge im Garten

Für den Einstieg in Ihrem hauseigenen Yogazentrum, Ihrem ganz persönlichen Garten-Retreat möchte ich Ihnen ein interessantes

30-Tage-Online-Programm von Maria Noda ans Herz legen. Eine Sequenz an Übungen, die ich vor Jahren für mich entdeckt habe und mithilfe derer es sich unkompliziert üben lässt. Übungen, die man mit Lust am Yoga und wenig Aufwand locker durchhält.

Die Übungen variieren von ihrem Schwierigkeitsgrad her, manche sind einfach, andere scheinen deutlich anspruchsvoller in der Umsetzung. Doch sollte Sie das nicht abschrecken, denn die individuelle Empfindung ist eine unmittelbare Folge der jeweiligen Tagesverfassung. Schon nach den ersten Einheiten stellt sich der Körper auf die neuen Bewegungsmuster ein, lässt locker und lockerer. Wird von Mal zu Mal geschmeidiger, sodass Sie bald schon eine neue wie ungewohnte körperliche Dimension an sich feststellen werden. Ihr Körper reagiert auf die Bewegungsabläufe und wird bald schon nach seinen Yoga-Einheiten verlangen, wie nach einem Stück zart schmelzender Schokolade. Bekommt er seine tägliche Ration, ist alles gut und Sie werden nicht viel bemerken. Setzen Sie jedoch eine Runde aus, wird er sich melden und sein tägliches Training nachdrücklich einfordern.

Wenn Sie sich zum Abschluss ein wenig Ruhe gönnen, meditieren oder eine Gedankenreise in einen Paradiesgarten unternehmen, werden Sie sich wie neugeboren fühlen, erleben den Yoga-Flow: total relax für Körper und Geist. Denn solch eine gute Meditation beinhaltet weit mehr, als man vielleicht annimmt. Der aktive Geist kommt von Minute zu Minute mehr zur Ruhe, das nervöse Denken und hektische Treiben im Kopf ebbt langsam ab wie kleine Brandungswellen und taucht schlussendlich in die Tiefen unseres Bewusstseins hinab.

Wenn es gelingt, dorthin zu gelangen und diesen entspannten Zustand zu erreichen, werden sich Stress und nervöse Unruhe bald in Luft auflösen. Die Kreativität hat freie Bahn und kann sich ihren Weg nach oben bahnen. Und schon sind wir wieder verbunden mit unserer inneren Kraftquelle. Manchmal muss man die Augen schließen, um klarer zu sehen (Weisheit aus Arabien). Mitten im Garten.

Nachspann: Gartenparty, endlich Zeit zu feiern

„Wo ist die Party? Wo sind wir?“ Die Jugend erwacht quietschvergnügt und voller Vorfreude aus ihrem Schlummer, räkelt sich wohlig und bereitet sich augenblicklich, wenn auch noch etwas schlaftrunken, aber glücklich auf das im Garten anstehende Fest vor.

Party, Party. Am Ende der Reise angekommen, ist es jetzt endlich Zeit für die langersehnte Gartenparty. Zeit, um Freunde und Familie zu einem rauschenden Fest in den Garten einzuladen. Zu einem stimmungsvollen Gardeners-Dinner, meinem ganz persönlichen Pendant zum berühmten Käpt'ns-Dinner aller Segler dieser Welt.

Zeit, voller Vorfreude den Tisch zu decken, Kerzen, Lichter und Lampions anzuzünden, kühle Drinks und Snacks bereitzustellen und den Grill anzuheizen.

Für einen krönenden Abschluss eines ganz besonderen Urlaubs.

Im Garten. Weil Garten glücklich macht!

„Wisst ihr was“, brummt es fragend vom Fahrersitz zu mir herüber und ich glaube, mich verhört zu haben, meinen Ohren nicht zu trauen, „nächstes Jahr bleiben wir zuhause und machen Urlaub im Garten?!“
Alles nur geträumt?

Nachwort

Mit Worten habe ich Sie, liebe LeserInnen, ins Grüne hinausgejagt, um Ihnen ans Herz zu legen, dass Garten glücklich macht. Ich habe eine Hand voll „Lust auf Garten-Samen“ und dazwischen ein paar dicke Seedballs für Sie gesät, die bald schon aufgehen und geerntet werden können, wenn Sie sie hegen und pflegen. Die Ihnen das große Glück aus dem Garten schenken. Der, wäre er ein Sänger, vermutlich versuchen würde, Sie mit seinem Sirenengesang zu locken und zu verzaubern, sodass es kein Entrinnen aus den Klauen des grünen Herrschers über unser Denken mehr gäbe. Dabei sind Sie ja auch schon längst verloren! An Ihren Garten.

In diesem Sinne wünsche ich Ihnen Happy Holiday, urlauben Sie sich glücklich & kreativ und genießen Sie Ihren Gartenurlaub in vollen Zügen! So oder so.

Über die Autorin

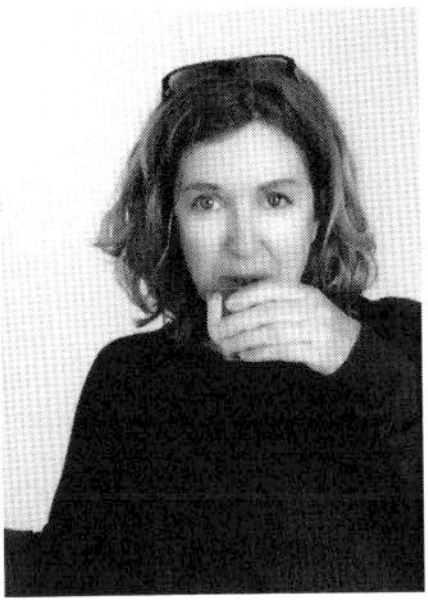

Daniela Cortolezis ist Autorin des „Garteninspektor Gartenblogs". Dort erzählt die Garten-Passionista und Kaffeetante ihren LeserInnen tausend und mehr Geschichten und zelebriert ihre Liebe zu Garten und Natur beim Bloggen, wenn sie nicht gerade mit beiden Händen tief in der Erde wühlt. Wenn sie nicht gerade schreibt, ist sie unterwegs auf grüner Safari. Wobei sie ihre „Tour de Natur" nicht nur durch den Hot-Spot-Garten, sondern auch rund um den Globus führt. Ständig das Ziel eines grünen Lebensstils und den Wunsch nach noch mehr Grün vor Augen.

Cortolezis war jahrelang freiberuflich in der kreativen Welt tätig, doch seit sie ihre Liebe zum Garten entdeckt hat, hat sich ihre Spielwiese vom künstlerischen Parkett in einen grünen Rasen verwandelt. Seither geht ohne Garten gar nichts mehr. Daniela Cortolezis hat einen Abschluss in Wirtschaftswissenschaften der Wirtschaftsuniversität Wien und lebt heute mit ihrer Familie in der Steiermark.

Buchtipps

Currey, Mason: Für mein kreatives Pensum gehe ich unter die Dusche

Currey, Mason/Frank, Arno: Am kreativsten bin ich, wenn ich bügle

Frischmuth, Barbara: Der unwiderstehliche Garten. Eine Beziehungsgeschichte

GartenWissen: Was blüht wann?

Hesse, Hermann: Freude am Garten

Hillebrand, Diana: Heute schon geschrieben?

Jenkins, Allen: Wurzeln schlagen

Lepple, Annette: Genießen statt Gießen. Trockenheitstolerante Gärten gestalten

Ortheil, Hanns-Joseph: Der Stift und das Papier

Ortheil, Hanns-Joseph: Die Erfindung des Lebens

Wolf, Virginia: Ein Zimmer für sich allein

ISBN 978-3-7502-5330-8
9 783750 253308 00001
www.epubli.de

Printed in Poland
by Amazon Fulfillment
Poland Sp. z o.o., Wrocław

75825480R00102